Aromaterapia

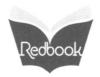

Aromaterapia

Cloé Béringer

esenciales

ROBIN
BOOK

«La esencia es a la planta como el alma es al ser humano.»
Dietrich Gumbel

«Los aceites esenciales son el alma de las plantas, su parte más luminosa y energética.»
Alquimista anónimo del s. xv

Índice

Introducción 13

1. ¿Qué es y cómo puede ayudarle
la aromaterapia? 17
Los aceites esenciales 20
¿Cómo se extraen? 29
Su clasificación 30
La química de los aceites esenciales 34

2. Historia de la aromaterapia 37
En tierra de faraones 40
El tigre asiático 42
La sabiduría aromática en
tiempos de griegos y romanos 44
Los árabes y la aromaterapia 46
Europa 47

3. El poder curativo 53

Árbol del té 55
Bergamota 57
Cayeputi 58
Cedro 58
Ciprés 60
Eucalipto 61
Geranio 63
Hinojo 65
Incienso 67
Jazmín 68
Lavanda 71
Limón 73
Manzanilla 75
Mejorana 79
Melisa 81
Menta 83
Nerolí 85
Pachulí 88
Pomelo 89
Romero 92
Rosa 94
Salvia 96
Sándalo 98
Ylang-ylang 101

4. Las técnicas 105

Para el cuidado de la piel 107

El masaje aromaterapéutico 112
Drenaje linfático con aromaterapia 118
Inhalaciones 120
Compresas 121
Perfumar una habitación 121
Perfumes 123

5. Malestares comunes 127
Sistema respiratorio 129
Sistema circulatorio 132
Sistema digestivo...................135
Sistema immunológico...............136

Bibliografía 139

Introducción

La aromaterapia es un método efectivo para sanar la mente, el cuerpo y el espíritu mediante el uso de aceites naturales de hierbas y arbustos aromáticos.. De acuerdo con las especies, el aceite esencial se obtiene a partir de las flores, las hojas, los tallos, las raíces, los frutos o las semillas, a veces incluso se obtiene de toda la planta. Ciertas cortezas o maderas también pueden proporcionar ese aceite esencial que se obtiene, en este caso, por destilación.

Todo aceite esencial que se emplea en aromaterapia tiene sus propias propiedades curativas específicas. La mayoría son antisépticos y combaten los microorganismos. Algunos calman el sistema nervioso, otros reducen las inflamaciones, los hay que benefician determinados órganos e incluso otros pueden levantar el ánimo.

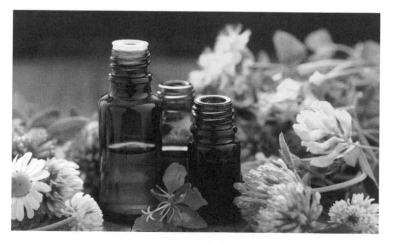

Conocer qué aceite esencial es más útil para cada afección le servirá para hacer frente a cualquier malestar sin tener que recurrir a los fármacos y evitarse así sus molestos efectos secundarios. Porque la aromaterapia es inocua y sus efectos pueden apreciarse a las primeras de cambio.

Por ejemplo, sus efectos sobre la piel son muy notorios, mejoran su tono y revierten los estragos del tiempo en pocas semanas. Los aceites esenciales ayudan a generar armonía, bienestar, paz y tranquilidad. También combaten la depresión, la tensión y la excitabilidad nerviosa gracias a su efecto normalizador. Al ser de naturaleza orgánica y sutil, actúan de manera natural sobre el organismo.

Con la ayuda de este libro, cualquier persona puede aprender los elementos básicos de la aromaterapia que le permitirán tratar trastornos, lesiones y problemas psicológicos de menor importancia.

1. ¿Qué es y cómo puede ayudarle la aromaterapia?

Esta disciplina terapéutica conocida como aromaterapia aprovecha las propiedades de los aceites esenciales que se extraen de las plantas aromáticas para restablecer el equilibrio y armonía del cuerpo y de la mente para beneficio de nuestra salud y belleza.

Del griego *aroma*, 'aroma' y *therapeia*, 'atención', 'curación' la terapia con aceites esenciales promueve la relajación y genera una sensación de alegría o tranquilidad a quien la recibe.

Aunque el masaje es el pilar de la aromaterapia, los aceites esenciales se emplean de muchas maneras. Por ejemplo en baños, inhalaciones de vapor o perfumes.

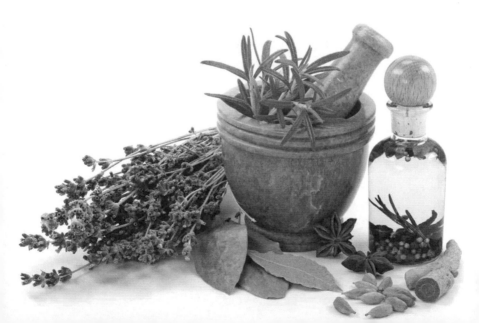

Cloé Béringer

Los aceites esenciales

Los aceites esenciales se encuentran en diferentes tejidos vegetales. Eran conocidos por los antiguos alquimistas como "el alma de las plantas" pues contienen numerosos compuestos químicos naturales. Cada aceite esencial tiene las propiedades específicas de la planta que se obtiene: puede ser sedante como el jazmín, puede estimular el sistema nervioso como el romero o puede tener capacidad analgésica como la menta.

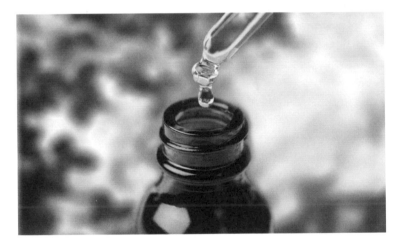

Todos los aceites esenciales tienen, en mayor o menor grado, propiedades antibióticas, antisépticas, antivíricas y antiinflamatorias.

Se cree que las esencias de ajo y del árbol del té son los aceites antivirales más poderosos. Las esencias de manzanilla y tomillo están acreditadas por su capacidad para estimular la producción de glóbulos blancos, lo que refuerza el sistema inmunitario. La lavanda tiene capacidad para regenerar las células cutáneas y sirve para tratar quemaduras, cicatrices, úlceras, etc. Todos y cada uno de los aceites esenciales actúan mediante la estimulación y el refuerzo de los mecanismos curativos del propio cuerpo. También actúan sobre el sistema nervioso central, por ejemplo relajando el cuerpo como la manzanilla o el incienso, o bien estimulándolo, como el romero o la bergamota.

Propiedades generales de los aceites esenciales

En líneas generales, y gracias a su compleja composición molecular, todos los aceites esenciales son, en mayor o menos grado:

- Antibióticos.
- Regeneradores celulares.
- Antisépticos.
- Inmunoestimuladores.
- Antivíricos.
- Antiinflamatorios.
- Mejoran la circulación sanguínea y linfática.
- Equilibran las emociones.

Los componentes aromáticos de las plantas se encuentran en los pétalos, en las hojas, en la madera, en los frutos, en las semillas, en los rizomas o las resinas de una planta. La planta produce estos aceites para su propia supervivencia, para regular su crecimiento y atraer los insectos polinizadores.

La calidad de los aceites esenciales depende de condicionantes como el tipo de suelo, el clima, la altura y el momento de recolección. Por ejemplo, la concentración de aceite esencial es mucho más alta durante el verano que durante el invierno.

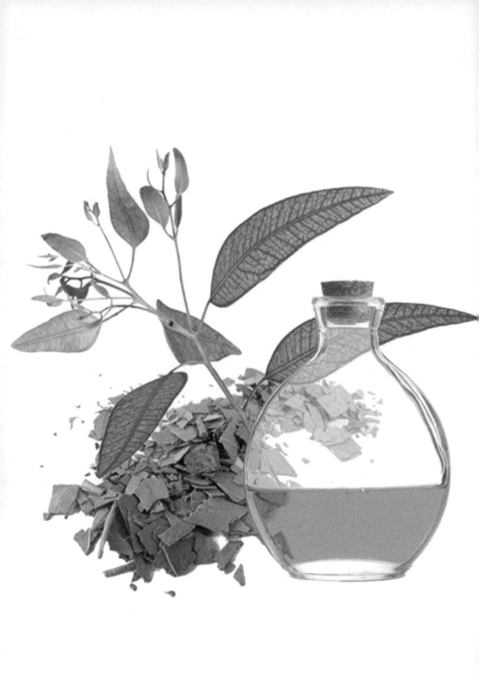

Los aceites esenciales potencian la curación natural mediante la estimulación y el refuerzo de los mecanismos curativos del cuerpo humano.

Las propiedades terapéuticas de los aceites esenciales se dividen en categorías de acuerdo con sus efectos fisiológicos:

Aceites analgésicos

Los aceites analgésicos naturales son los más efectivos en diversas situaciones y normalmente se obtienen a través de procesos como la extracción, *enfleurage*, destilación, maceración y extracción con disolventes. Se originan en todas las partes de ciertas plantas: los que salen de las flores suelen ser más energéticos, los que surgen de las semillas favorecen y fortalecen el sistema digestivo, los analgésicos que se extraen de las frutas tienen valor nutritivo y los que se obtienen de las raíces tienen propiedades curativas y controladoras. Se utilizan para masajear las zonas doloridas afectadas y actúan ante dolores reumáticos, esguinces, dolores musculares, articulares, entre otros.

Los aceites analgésicos pueden ser antineurálgicos o bien ser sedantes y antiespasmódicos. Los primeros son relajantes del sistema nervioso y, entre ellos, destacan: albahaca, alcanfor, ajedrea, anís, enebro, eucalipto citronado, jengibre, laurel, lavanda, manzanilla alemana, mejorana, nuez moscada, romero, salvia, tomillo. Los sedantes o antiespasmódicos resultan muy útiles para aquellas personas que no logran conciliar el sueño y se revuelven inquietas en la cama sin poder dormir. Dentro de esta categoría se puede encontrar: albahaca, angélica, apio, cálamo, comino, coriandro, geranio, hierba luisa, lavanda, manzanilla alemana y romana, melisa, naranjo, palmarosa y valeriana.

Cloé Béringer

Aceites antiinfecciosos

La mayoría de aceites tienen actividad antiinfecciosa, aunque en algunos es su principal propiedad. Además, suele coincidir con una acción inmunoestimulante, por lo que su efecto es más completo, al actuar sobre gérmenes y sobre la persona al mismo tiempo. Estos aceites hay que emplearlos con moderación, ya que pueden irritar la piel y las mucosas.

❏ **Antiinfecciosos de amplio espectro (antimicóticos, antibacterianos, antivirales y antiparasitarios):** Ajedrea, árbol del té, cayeput, clavo, limón, niaulí, orégano, palmarosa, pino marítimo, tomillo.

❏ **Antiparasitarios:** Ajo, alcaravea, coriandro, espliego, hisopo decumbens, menta piperita, naranjo, ylang-ylang.

❏ **Antisépticos:** Abedul, abeto, cayeput, enebro, espliego, hinojo, incienso, limón, mejorana, mirto, naranjo amargo y dulce, nuez moscada, palisandro, pino, tomillo, ylang-ylang.

❏ **Antivirales:** Espliego, estragón, eucaliptos diversos, hisopo decumbens, jara, menta piperita, naranjo, palisandro, palmarosa, ravensara, romero, salvia.

❏ **Bactericidas:** Ajo, albahaca, alcaravea, anís verde, bergamota, ciprés, espliego, eucalipto, geranio, hisopo decumbens, laurel, limón, menta piperita, palisandro, palmarosa, romero, salvia y salvia esclarea, tomillo.

❏ **Fungicidas:** Alcanfor, ciprés, espliego, eucalipto, geranio, laurel, menta piperita, palisandro, palmarosa, romero, salvia y salvia esclarea, tomillo.

❏ **Inmunoestimulantes:** Ajedrea, árbol del té, bergamota, canela, ciprés, espliego, incienso, jengibre, laurel, limón, palisandro, vetiver.

Aceites antiinflamatorios

Son aquellos aceites que tienen propiedades para disminuir la hinchazón y favorecer la circulación de la sangre e irrigación de los tejidos. Además, liberan tensiones musculares, contracturas y alivian zonas doloridas. Entre los aceites esenciales con estas características se encuentran: Ajo, alcanfor, bergamota, canela, ciprés, coriandro, enebro, eucalipto citronado, gaulteria, jengibre, laurel, manzanilla romana, mejorana, pimienta negra, pino, romero alcanforado.

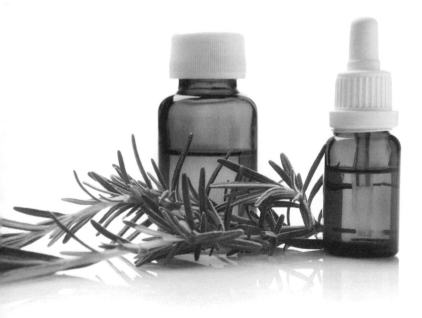

Aceites astringentes y hemostáticos

Son astringentes aquellos aceites que tienen la capacidad de contraer los tejidos corporales. Y lo hacen internamente, disminuyendo las secreciones, reduciendo las inflamaciones o deteniendo un sangrado. Y externamente, secando la piel, contrayendo los tejidos y bloqueando los tejidos. Un aceite hemostático es aquel que es capaz de retener el flujo sanguíneo. Tiene, pues, propiedades cicatrizantes. Entre los aceites con estas propiedades se encuentran: ciprés, geranio, helicriso, hisopo decumbens, limón, rosa, sándalo.

Aceites cicatrizantes

Son aquellos aceites que estimulan la formación del tejido cicatrizante. Además, regeneran la piel y favorecen la circulación linfática y sanguínea. Los aceites que se incluyen dentro de esta categoría son: Ajedrea, bergamota, cedro, geranio, hisopo decumbens, incienso, lavanda, manzanilla alemana y romana, milenrama, nerolí, romero, rosa, salvia, tomillo.

Aceites drenantes

Se trata de los aceites que favorecen la eliminación de deshechos ocasionados por una inflamación. Los drenantes son sustancias que nos ayudan a eliminar toxinas e impurezas a través de la orina, además de controlar la cantidad de líquidos del organismo.

Los masajes con este tipo de aceites alivian los síntomas

de las piernas cansadas, facilita el drenaje linfático y ayudan a eliminar toxinas. Los aceites esenciales de ciprés, geranio, enebro, eucalipto e hinojo conforman una perfecta armonía de extraordinario poder depurativo, descongestivo y desintoxicante.

Aceites rubefacientes y revulsivos

Los aceites con efecto rubefaciente o activador no solo mejoran la circulación, sino también los órganos internos. Proporcionan calor y una sensación de bienestar a la epidermis y disminuyen el dolor considerablemente gracias a su efecto analgésico y tumefaciente. Estos aceites alivian la inflamación local liberando mediadores libres que dilatan los vasos sanguíneos, para que la sangre circule mejor, reduciendo la inflamación. Para el reumatismo articular, rigidez muscular, ciática, lumbago, etc.: pimienta negra, enebro, romero, alcanfor y mejorana.

Estos aceites estimulan el suministro de sangre periférico, provocando una irritación sobre la piel sana y aliviando el dolor muscular y visceral profundo. Por ejemplo: Ajo, alcanfor, clavo, enebro, eucalipto, gaulteria, jengibre, mejorana, pimienta negra, pino.

Aceites calmantes, hipnóticos y ansiolíticos

Los aceites esenciales de este grupo sirven para mitigar los problemas que derivan del sistema nervioso. En los momentos que se experimenta cierta ansiedad o estrés, estos remedios pueden ser muy útiles como tranquilizantes naturales. Problemas como la fatiga, el insomnio, la depresión o la ansiedad pueden ser tratados con aceites calmantes. Algunos de ellos tienen un cierto componente euforizante, ya que actúan mejorando el estado de ánimo. Entre ellos se encuentran: Abeto, azahar, bergamota, ciprés, citronela, hierbaluisa, lavanda, incienso, mejorana, melisa, mirra, nuez moscada, ylang-ylang.

¿Cómo se extraen?

Para cultivar plantas productoras de aceites esenciales se precisan grandes extensiones de tierra. Por ejemplo, para producir un litro de aceite esencial de lavanda se necesita media tonelada de esta planta. Existen diversos métodos para extraer estos aceites esenciales.

❏ **Destilación directa por vapor:** Este método se suele utilizar con plantas relativamente resistentes cuya esencia se encuentra en partes como las hojas, el tallo, el tronco, etc. Es el método más común y para ello se utiliza un alambique en el que se introduce la parte de la planta que queremos destilar junto con agua. Al calentarse, el vapor arrastra las moléculas volátiles de la planta que van a parar a otro recipiente junto con el vapor. Al enfriarse, la diferente densidad del agua con el aceite hace que la esencia quede depositada en la parte superior separada del vapor, ya convertido en agua.

❏ **Expresión:** También conocida como Técnica del Prensado. Este método se utiliza para extraer la esencia de los frutos cítricos, ya que sus aceites esenciales se encuentran en la piel exterior del fruto y para obtenerlos es necesario prensar su corteza.

❏ **Maceración:** La maceración consiste en introducir la planta durante algún tiempo en otro líquido hasta que este captura sus propiedades. Cuando la maceración se hace en aceites vegetales se llama oleato; cuando la maceración se hace en alcohol, se llama tintura.

❏ **Extracción con disolventes volátiles:** Esta técnica se utiliza cuando se quiere extraer una parte muy delicada de la planta que no soportaría la destilación por vapor, como por ejemplo, los pétalos de flores como la rosa o el jazmín. Este complejo proceso necesita una cantidad enorme de materia prima para la extracción. Por eso, los aceites esenciales obtenidos con este sistema tienen un precio muy elevado. Consiste en utilizar determinados disolventes para, al igual que en la maceración, conseguir que la esencia de la planta quede retenida en ellos. A continuación se elimina la humedad y se obtiene la esencia.

Su clasificación

Los aceites esenciales pueden clasificarse según distintos parámetros.

Según su consistencia se clasifican en esencias fluidas, bálsamos y oleorresinas. Las primeras son líquidos volátiles a temperatura ambiente. Los bálsamos tienen una consistencia más espesa, son poco volátiles y las oleorresinas tienen el aroma de las plantas de forma concentrada y suelen ser muy viscosas e incluso semisólidas.

Según su origen pueden ser:

❏ **Aceites naturales:** Los naturales se obtienen directamente de la planta y no sufren modificaciones físicas ni químicas debido a su bajo rendimiento. Este tipo son los denominados aceites esenciales de aromaterapia (puros).

❏ **Aceites artificiales:** Los artificiales se obtienen gracias a procesos de enriquecimiento de la misma esencia con uno o más de sus componentes. Estos aceites no tienes las propiedades beneficiosas de los aceites puros.

❏ **Aceites sintéticos:** Son los producidos por la combinación de sus componentes, en la mayoría de los casos son producidos por procesos de síntesis química.

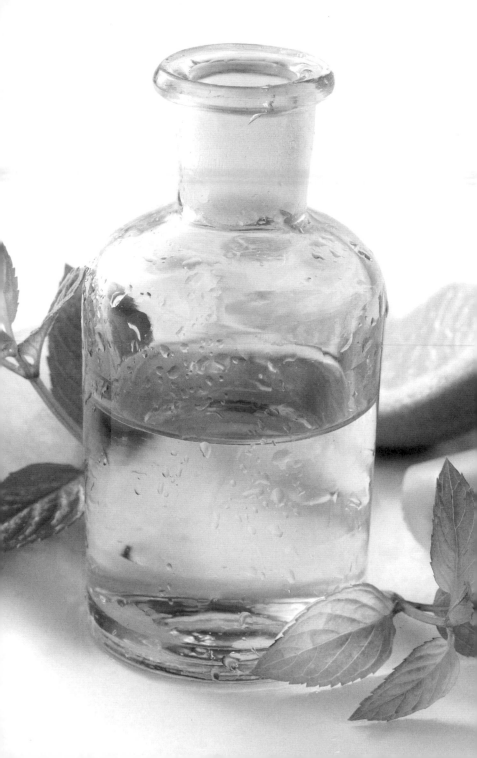

De acuerdo a sus propiedades, los aceites se clasifican en: Florales, cítricos, resinas, tallos y hojas.

❑ **Florales:** Las esencias florales se recomiendan para combatir el estrés, ya que son excelentes regeneradoras celulares, combaten la fatiga mental y emocional. Son muy utilizadas en tratamientos de belleza y en tejidos que hayan sido afectados por quemaduras o heridas.

❑ **Cítricos:** Se reconocen por sus propiedades antisépticas y se usan para tratar afecciones de todo tipo. Son excelentes desintoxicantes, limpian y regulan el apetito y a menudo se emplean en los centros de estética para combatir la celulitis, el acné, los eczemas y la psoriasis.

❑ **Resinas:** Son excelentes rejuvenecedores de la piel gracias a sus propiedades, por lo que se recomienda su utilización en el tratamiento de estrías o en pieles muy envejecidas. Las esencias de resinas, como la mirra o el incienso, son útiles para las inflamaciones de la piel.

❑ **Tallos:** Las esencias que proceden de los tallos ayudan a suavizar y tonificar la piel. Son unos excelentes repelentes de insectos. Y si se mezclan con clavos de olor, tomillo o cedro contribuyen a la relajación. Como ejemplo se puede citar en esta categoría el romero, la menta, el eneldo, la canela, la lavanda o la artemisa.

❑ **Hojas:** Son unos excelentes aliados para levantar el ánimo y equilibrar emociones cuando estas proceden de experiencias traumáticas o de conflictos. Destacan el pachulí, la albahaca, el orégano, el hinojo, la salvia, las agujas de pino, mejorana o el romero.

Según la nota aromática, esto es, las propiedades que se tienen en cuenta en la elaboración de perfumes, los aceites esenciales pueden clasificarse de la siguiente manera:

❑ **Notas superiores:** Se trata de aceites muy volátiles, aunque los componentes de los aceites se evaporan rápido. Como ejemplo, la albahaca, el hinojo, la angélica, la lavanda, la naranja, el cardamomo, la menta, la lima o la bergamota.

❑ **Notas medias:** Son esencias menos volátiles y más duraderas, como la vainilla, el romero, la canela, el geranio, la rosa, el jazmín, la mirra o el ciprés.

❑ **Notas base:** Son perfumes que se elaboran combinando aceites esenciales muy volátiles con otros que no lo son tanto y que resultan más duraderos por su lenta evaporación. Es el caso del sándalo, el musgo, el roble, la madera de cedro o el musgo.

¿Qué es y cómo puede ayudarle la aromaterapia?

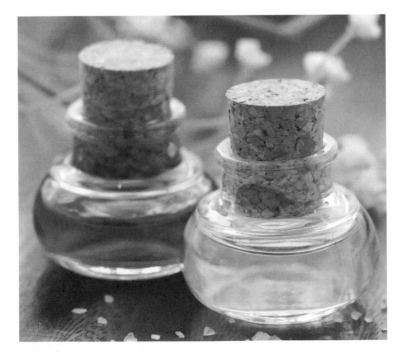

La química de los aceites esenciales

Un aceite esencial está constituido por cientos de sustancias distintas. Sus componentes mayoritarios son hidrocarburos terpénicos, y los minoritarios son los responsables de su característico aroma, quedando englobados en distintas familiar químicas:

- Hidrocarburos terpénicos: terpenos y terpenoides.
- Aldehídos: aldehído benzoico, aldehído cinámico, butanol, propanol.
- Ácidos: acético, palmítico.
- Alcoholes: linalol, geraniol, mentol.
- Fenoles: anetol, eugenol.
- Ésteres: Acetato de linalilo, acetato de geranilo.
- Cetonas: Tuyona.
- Otros: Éteres, derivados nitrogenados, sulfuros, tioéteres, tioestéres.

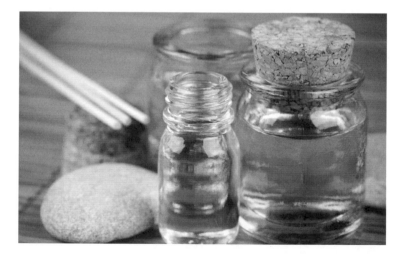

Los aceites esenciales son productos con un aroma característico que procede de una base integrada por hidrocarburos terpénicos. En menor concentración se hallan otras sustancias volátiles que son los responsables del aroma global del aceite esencial. Otros componentes minoritarios se encargan de «redondear» el aroma global.

2. Historia de la aromaterapia

La historia de la aromaterapia es tan antigua como la misma humanidad. Seguro que los primeros homínidos estaban dotados de poderes sensoriales e intuitivos muy desarrollados. Es más que probable que discernieran las plantas según su olfato, su vista y su intuición.

Muy pronto descubrieron que algunas plantas, al quemarlas, originaban estados alterados de conciencia, otras les hacían sentir eufóricos y algunas más les servían para adquirir experiencias místicas.

En 1975 se descubrió un esqueleto de más de 60.000 años, al lado del cual se encontraron depósitos concentrados de milenrama, hierba cana y jacinto racimoso. Pero el caso de este chamán o primitivo botánico no es el único hallado. Otras excavaciones en América Central y del Norte también han dado similares resultados. El emperador chino Kiwang-Ti describía, alrededor del año 2.000 aC, las propiedades medicinales del opio, el ruibarbo y la granada.

Existe documentación arqueológica fehaciente que corrobora la utilización de ciertos aceites derivados de plantas para las más diversas ocasiones. Por ejemplo, el enebro se asociaba a ceremonias de purificación, particularmente durante el período que simbolizaba la muerte y el renacimiento del Sol en el solsticio de invierno. La fumigación con sustancias aromáticas todavía se utiliza hoy en día para prevenir la propagación de enfermedades infecciosas.

En tierra de faraones

Los egipcios fueron los primeros en emplear la aromaterapia como tal, tanto en la vida cotidiana como en los rituales religiosos. Descubrieron que las fragancias son efectivas y podían utilizarse para tratar ciertas enfermedades, tanto físicas como espirituales. Se utilizaron los aceites esenciales, hierbas, aceites perfumados y especias en el cuidado de la piel, en masajes corporales y para limpiar las impurezas físicas.

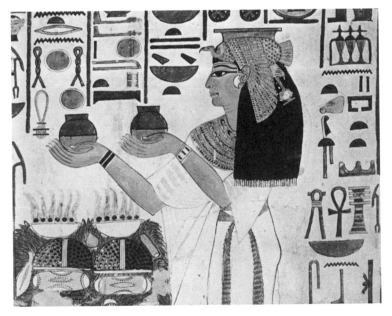

Los embalsamadores utilizaban una resina especial en cuya composición se adicionaban algunos aceites esenciales determinados para cubrir la piel del difunto y, debido a sus poderes bactericidas, evitar la descomposición del cadáver.

Cuando la tumba del rey Tutankamón fue descubierta en 1922, contenía cerca de 50 frascos de alabastro diseñados para contener unos 350 litros de aceites esenciales. Los ladrones habían saqueado todos los aceites en lugar de oro y piedras, lo que demuestra el valor que los antiguos egipcios dieron a los aceites esenciales.

Los egipcios usaban de una manera muy primitiva la destilación para extraer los aceites esenciales de las plantas. Vertían agua en recipientes de arcilla directamente sobre las plantas y cubrían el recipiente con fibras de lana. Al calentar el recipiente, los aceites esenciales disueltos en el vapor quedaban atrapados en la lana y, al escurrirla, obtenían el aceite esencial. El aceite más preciado era el de cedro, ya que era el que se utilizaba para embalsamar. Era el perfume más caro y solicitado en el mundo egipcio.

Egipto era y es un país extremadamente caluroso y seco, por tanto precisaban de ungüentos que suavizasen su piel. A esas cremas añadían elementos aromáticos que mitigasen los olores corporales y ambientales derivados del clima. Y es que el clima de Egipto favorecía el crecimiento de multitud de flores y plantas aromáticas silvestres. Además, cultivaron muchas otras especies en sus jardines, traídas desde otros países al Valle del Nilo.

Su civilización, de carácter politeísta, tenía en Nefertum al dios de los perfumes, representado habitualmente como un joven surgido de una flor de loto, en referencia al ciclo solar puesto que la flor de loto se abre hacia el este al amanecer y se cierra bajo el agua en la oscuridad. También se conocía a Shesmu como dios de los perfumes, que suele aparecer como una figura antropomorfa en forma de dos halcones que retuercen una red.

Aceites esenciales en el Valle del Nilo

Los aceites esenciales más utilizados por los egipcios en diversas facetas de su vida eran:

- Moringa
- Balanos
- Ricino (mal llamado castor)
- Lino (linaza)
- Sésamo
- Alazor (cártamo)
- Almendra
- Oliva verde

Durante las celebraciones importantes se quemaban sustancias aromáticas en diversos rincones de la ciudad, tales como incienso, mirra, enebro, y ciprés, que servían para purificar el aire. Uno de los compuestos más utilizados era el kyphi, un embriagador brebaje compuesto por ingredientes entre los que se halla el azafrán, el nardo, la canela y el enebro. Los egipcios solían quemar este compuesto tras la puesta del sol, mezclándolo con miel y uvas. Sus efectos eran, a menudo, intoxicantes.

El tigre asiático

El uso de aceites esenciales volátiles para mejorar el estado de salud tanto física como mental fue utilizado por primera vez en la antigua civilización china, una de las primeras culturas en utilizar plantas para el bienestar. Las prácticas consistían en quemar inciensos para potenciar el bienestar de los pacientes.

Los chinos tenían la creencia que el perfume herbal atrapaba las fuerzas mágicas y los espíritus de la planta, para crear el elixir de la vida y la inmortalidad.

La alquimia era un arte que unos pocos iniciados podían practicar, generalmente en oficios en pos de la inmortalidad. El alquimista quemaba incienso y se rociaba con perfumes especialmente preparados para llevar a cabo sus experimentos.

Una de las plantas más apreciadas era la artemisa, una flor capaz de perfumar una estancia y que estaba especialmente indicada para atraer los espíritus benéficos y facilitar un ambiente tranquilo a los habitantes de una casa.

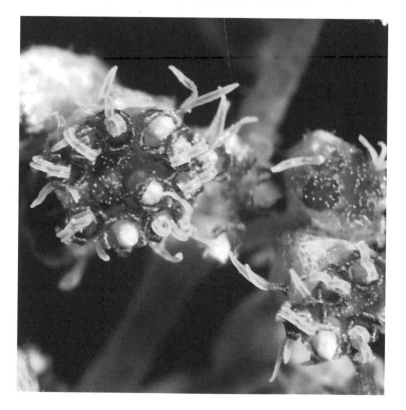

La sabiduría aromática en tiempos de griegos y romanos

Usando aceites de los egipcios, los griegos usaron aceites esenciales en sus prácticas para masajes terapéuticos y aromaterapia. Las esencias eran, en aquel momento, un modo de vida. El incienso, por ejemplo, se quemaba en los templos y en las esquinas de las ciudades para evitar el mal olor. Los griegos perfumaban sus ropas, sus cuerpos, incluso el vino que bebían. Se tiene constancia que especiaban el vino con rosa, con violeta e incluso con mirra. La rosa les era muy útil para eliminar los efectos intoxicantes del alcohol.

El gran padre de la medicina griega, Hipócrates, defendía la necesidad de un baño diario y un masaje con esencias para prolongar la vida. Los baños públicos ofrecían masajes con aceites aromáticos, que se consumían en gran cantidad.

La mitología griega tiene una página dedicada a la hierba de la menta, representada en una ninfa. Plutón había desposado a Perséfone, pero el dios se enamoró perdidamente de la bella Mentha y su esposa, enloquecida por los celos, pisoteó a la pobre Mentha hasta aplastarla. Con el deseo de salvarla, Plutón la convirtió entonces en hierba.

Por eso la menta era muy común en los grandes ágapes griegos, ya que combatía los malestares provocados por los excesos de comida, los dolores de cabeza y los mareos.

La menta tiene muchas propiedades, entre ellas combate la fatiga y la pesadez mental, favoreciendo la concentración, la imaginación y la creatividad. Como tonificante de las funciones mentales, el aceite esencial de menta es usado cuando el trabajo intelectual es muy intenso, estresante, o necesita de muchas horas de concentración.

Otro de los usos que se le da a este aceite esencial es como depurativo, ya que evita el envejecimiento prematuro y estimula el drenaje del sistema linfático, expulsando las toxinas y las células enfermas del cuerpo. La menta es también refrescante, por lo que puede aliviar en el baño musculaturas tensas que se ven obligadas a realizar un esfuerzo físico diario o pies que deben permanecer de pie muchas horas al día. La sensación de alivio es casi inmediata, pues al aumentar la circulación sanguínea y linfática a la vez, desinflama pies y tobillos hinchados y proporciona una hermosa sensación de ligereza.

En Roma las rosas se utilizaban en medicina, en perfumería y como ofrendas a los dioses y a los héroes. Cuando una legión volvía victoriosa de una campaña bélica, en su entrada en Roma, se arrojaban pétalos de rosas a los pies de los soldados hasta que el suelo se cubriera de una densa alfombra de flores.

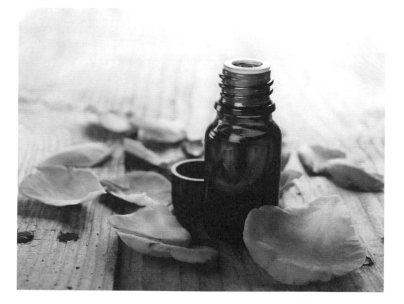

Los masajes en Roma fueron copiados de los que ya se practicaban en Grecia. En las termas, los *traclatores* realizaban los masajes terapéuticos y deportivos con ungüentos compuestos por aceites vegetales, sobre todo aceite de oliva aromatizado con aceites esenciales. En los *unctuarium* se guardaban las pomadas y los aceites y donde se encontraba el *oleotesium,* que era una cámara especial donde permanecían guardados los perfumes más exquisitos. Estos aceites provenían de las zonas más alejadas del Imperio como la India o Arabia.

En la Antigua Roma el deporte era una actividad exclusivamente masculina y es por esta razón que las mujeres se ceñían a la aplicación de masajes con fines estéticos. Especialmente practicaban el masaje facial para conseguir una piel blanca y tersa en el rostro. Después de estos masajes pasaban a manos de los *cosmetaes* que eran los especialistas en el maquillaje.

Cada parte del cuerpo se friccionaba con un aceite aromatizado diferente: el limón o la melisa para las mejillas, la menta para los brazos, el perfume de Fenicia para el pecho y el lirio para las cejas. Algunas, incluso, se bañaban a menudo en leche de burra aromatizada con melisa y lavanda.

Los árabes y la aromaterapia

Al ser los árabes unos grandes viajeros, solían traer de sus empresas por ultramar plantas aromáticas que no podían hallar en sus tierras. Incienso, madera de sándalo, casia, alcanfor, nuez moscada, mirra y clavo, eran algunos de las especies y aceites que traían de lejanos lugares para emplear tanto en perfumería como en medicina.

Los médicos empleaban las poderosas propiedades germicidas de los aceites esenciales para lavar sus cuerpos e higienizarlos, mezclando aromas agradables en su cuerpo y sus ropas. El famoso médico Avicena perfeccionó el arte de la destilación con el fin de captar las sustancias volátiles de las plantas. Sus avanzados métodos se han empleado hasta hace unas pocas decenas de años. El primer aceite esencial que destiló Avicena fue el de la rosa, haciendo del agua de rosas un perfume tremendamente popular.

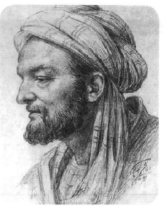

Europa

En el año 1190 el rey Felipe II de Francia reconoció el oficio de perfumista y creó una ley que fijaba los puntos de venta y el tipo de formación que debía recibir un perfumista. En aquel momento, los perfumes que se elaboraban tenían un marcado carácter oriental aunque muy pronto se empezaron a destilar nuevos aromas que se hicieron muy populares.

Los británicos, en ese sentido, fueron auténticos pioneros en la preparación de medicinas herbales y en la elaboración de vasijas con plantas aromáticas para el ajuar de casa. Algunas familias tenían instalados en sus sótanos alambiques de donde extraían los aceites esenciales de las plantas para usarlos en medicina y perfumería.

En Hungría, hacia finales del siglo XIV se elaboró el primer perfume con alcohol, una base que conseguía absorber y fijar con más intensidad los aceites esenciales. Esta técnica revolucionaria cambió de pleno el método de elaboración de los perfumes, que hasta entonces estaban compuestos básicamente por aceites y grasas.

En el siglo XVII el empleo de hierbas y aceites esenciales declinó a favor de las emergentes drogas químicas. Y ya en el siglo XIX se empiezan a sintetizar los remedios vegetales en el laboratorio. Los productos químicos obtenidos resultan baratos y de más fácil elaboración.

En el siglo XX se renueva el interés por los productos naturales, descubriéndose nuevas propiedades curativas de los aceites esenciales.

René-Maurice Gattefossé, el padre de la aromaterapia

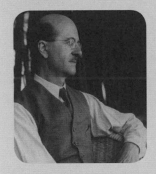

Gattefossé nació en 1881 en Montchat (Lyon). Estudió ingeniería química y comenzó a trabajar en la empresa familiar, desarrollando productos sintéticos para perfumería, convirtiéndose en químico perfumista. En 1906 publicó la *Guía Práctica de perfumería*, obteniendo un gran éxito, lo que contribuyó al reconocimiento de su empresa familiar y su consiguiente crecimiento. En 1910 viaja por Francia, Bulgaria y Sicilia, y se interesa por plantas aromáticas como la lavanda, el jazmín o la rosa. En Argelia descubre la destilación del geranio y la naranja. Compra participaciones de sociedades para obtener con facilidad naranja, jazmín, citronela, rosa y menta. En 1937 publica su obra maestra: *L´Aromathérapie*. En ella se forja el término «aromaterapia». El libro es un compendio de todas sus publicaciones e investigaciones, e intenta introducirlo en la medicina, relacionándose con médicos, investigadores, etc. Murió repentinamente en 1950 en Casablanca (Marruecos). Actualmente, la empresa Gattefossé sigue en funcionamiento, elaborando productos para la industria farmacéutica y cosmética.

El fundador de la aromaterapia fue un químico francés llamado René Gattefossé que, por casualidad, consiguió curar una quemadura en aceite de lavanda. A partir de ahí inició sus investigaciones que le llevarían a publicar el libro *L´Aromathérapie*. En los años posteriores, otro médico, Jean Velnet, se interesó por los principios terapéuticos de las plantas antes de comenzar a utilizar los aceites esenciales en sus tratamientos.

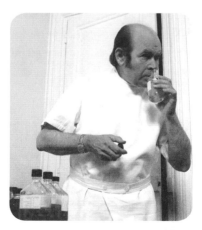

Cloé Béringer

Durante la Segunda Guerra Mundial, empleó esencias de clavo, limón y manzanilla como desinfectantes y antisépticos naturales para fumigar salas de hospitales y esterilizar instrumental médico.

En Italia, el profesor Rovesti empezó a utilizar los aceites de plantas como la bergamota, la naranja y el limón para que sus pacientes superasen episodios de ansiedad y depresión.

Aromaterapia holística

En Inglaterra Marguerite Maury es considerada pionera de la aromaterapia holística, quien desarrolló un masaje especial aplicando aceites esenciales en las terminales nerviosas e introdujo el concepto de prescripción individual, en el cual se eligen los aceites esenciales para cada persona.

Basándose en las distintas formas de incorporar los aceites esenciales al organismo, desarrolló una técnica de masaje aplicando aceite en los centros nerviosos de la columna vertebral y en el rostro. Ella introdujo la proporción de la fórmula específica de los aceites en cada cliente que visitaba su gabinete para embellecerse y rejuvenecer; pudo comprobar así que en muchos de ellos habían desaparecido dolores crónicos de cabeza, dolores reumáticos y estados de insomnio, y que los efectos eran prolongados.

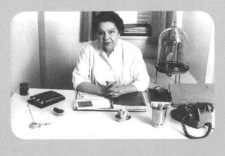

En 1962 y 1967, Margueritte Maury fue premiada internacionalmente por sus investigaciones sobre los aceites esenciales y la cosmetología al servicio de la salud.

Publicó dos libros, el primero en 1955 titulado *Tratado de aromaterapia*, y el segundo en 1961, titulado *Método de rejuvenecimiento mediante aromas y perfumes*.

3. El poder curativo

La aromaterapia actúa en dos niveles simultáneamente: el físico y el emocional. Pero también actúa de forma espiritual. Aunque estos niveles se pueden percibir de forma separada, en verdad están interrelacionados. Veamos ahora las principales propiedades de algunos de los aceites esenciales más habituales.

Árbol del té
(Melaleuca alternifolia)

Se obtiene a partir de la destilación por vapor de las hojas y las ramas de un pequeño árbol originario de Australia. Puede describirse como medicinal, fuerte, áspero, persistente y penetrante.

El aceite de árbol del té se ha producido desde 1930 a partir de los árboles cortados en los pantanos. Debido a la demanda mundial de este aceite, en la actualidad las plantas jóvenes se cultivan en invernaderos.

El potencial de este aceite es enorme: estimula el sistema inmunológico y puede ayudar a una gran variedad de infecciones. Es inocuo, natural y eficaz.

Las personas mayores suelen tener mala circulación en las piernas, su piel es más suave y, ante el más mínimo arañazo, puede padecer infecciones o ulceraciones. La crema del árbol del té les puede resultar muy calmante en esos casos.

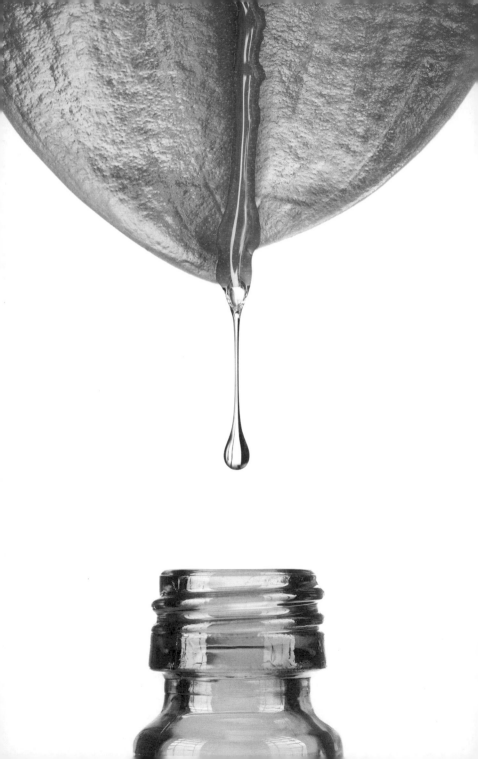

También es muy útil en los casos de caspa. Al añadir unas gotas al champú habitual se consigue eliminar en la mayoría de los casos. A las personas que sufren de halitosis y a los fumadores les resultará muy útil el árbol de té diluido y empleado como enjuague bucal.

El árbol del té tiene un efecto estimulante sobre la mente y despeja la cabeza congestionada.

Bergamota
(Citrus bergamia)

Se trata de un aceite color oliva verde que se obtiene por destilación al vapor de la corteza de un fruto cítrico originario de la zona de Calabria, en Italia meridional.

La planta es un árbol pequeño y no debe confundirse con la planta herbácea del mismo nombre.

El aceite de bergamota es reanimador, tranquilizante y relajante sin un efecto sedante. Da una sensación de movimientos lentos y estimula la sensación de paz y amor. Alivia la tensión, la negatividad extrema y la depresión.

La bergamota puede curar los problemas cutáneos, como el eczema, la psoriasis, el acné y la piel grasa. Para el dolor de garganta y el mal aliento la bergamota puede usarse en forma de gárgara o de enjuague bucal. La bronquitis se puede tratar con fricciones de pecho o bien con inhalaciones. Además, tiene la virtud de regular la actividad tiroidea.

Cayeputi
(Melaleuca Leucadendron)

Árbol mirtáceo de la India y de Oceanía con el tronco negro y las hojas blancas, de cuyas hojas se saca por destilación un aceite muy aromático que se emplea en medicina. Tiene una fragancia herbácea, intensa y fresca, con tonos de eucalipto. Se trata de uno de los mejores analgésicos naturales. En el caso de dolor de muelas, añadir 5-6 gotas de cayeputi a una compresa caliente y aplicarla en la zona afectada para calmar el dolor. En el caso de hematomas y esguinces, aplicar directamente y, si se trata de largas recuperaciones, se debe aplicar de forma diluida.

También se aplica en el caso de acné, asma, bronquitis, neuralgia dental, dolor de oído, gota, laringitis, dolores menstruales, reumatismo y rotura de ligamentos.

Mentalmente, tiene un efecto vigorizante y alivia emociones dolorosas, recientes o no.

Como apoyo espiritual puede resultar muy útil para superar la apatía y recuperar el entusiasmo por la vida. Además, renueva los objetivos propuestos cuando llega un momento en que la persona se siente sola y perdida.

Cedro
(Junipera virginiana o Cedrus atlantica)

El aceite de cedro procedente del Líbano (Cedrus atlantica) tiene fragancia a madera, suave y cálida, con tonos de sándalo, más dulces e intensos. En cambio el aceite de cedro rojo de Virginia se reconoce por aroma muy leñoso.

El aceite esencial de madera de cedro del Atlas es

edificante y revitalizante, tiene un aroma cálido, dulce y alcanforado con un matiz a madera balsámica. Es útil para el estrés diario y las tensiones. También se sabe que es un afrodisíaco. A lo largo de la antigüedad, la madera de cedro ha sido utilizada en la creación de medicamentos. Los egipcios lo usaron para embalsamar a los muertos. Se utiliza como una medicina tradicional junto con el aceite de incienso en el Tíbet.

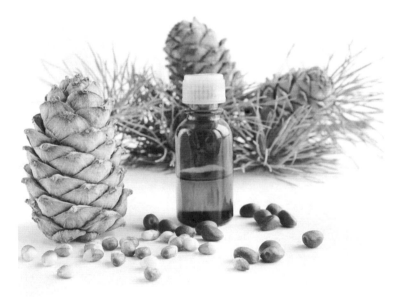

Como astringente el aceite de cedro es bueno para el acné y las afecciones de la piel grasa, el eczema y la psoriasis. Al mezclarlo con aceite de limón ayuda a aliviar la sinusitis y los problemas respiratorios, como el catarro y la bronquitis. Es muy útil para las infecciones urinarias y también es útil como estimulante en los casos de respuesta sexual baja debido a tensión nerviosa.

Propiedades terapéuticas energéticas del cedro

- Contacta la energía de la tierra con la del cielo.
- Combate la dispersión psicológica o espiritual, el nerviosismo y la susceptibilidad, y además contribuye a recuperar la serenidad.
- Ayuda a fijar objetivos y alcanzarlos con valentía, dignidad, serenidad y soberanía.
- Permite aguantar sucesos o emociones imprevistos, fortaleciendo el individuo ante una crisis.
- Permite ganarse el respeto del prójimo cuando se sufre desprecio o menoscabo.
- Ayuda a convencer al otro de una manera distendida.
- Favorece la transformación de una situación negativa en otra más rica y positiva.
- Atenúa los temores y la agresividad.

Ciprés
(Cupresssus sempervivens)

El aceite de ciprés es de color amarillo pálido, casi incoloro. Se destila a partir de las ramas y las piñas. Su fragancia refrescante, similar a la del pino, es un poco aromática con tonos de madera.

El ciprés es un árbol perenne proveniente de Oriente, aunque está muy extendido en la zona mediterránea (se encuentra con facilidad en cementerios). En la antigüedad, los fenicios y cretenses utilizaban su madera para fabricar barcos, mientras los egipcios utilizaron su madera para elaborar sarcófagos.

El aceite esencial de ciprés es estupendo para el cuidado

de la piel y el cabello porque estimula la circulación y regula la secreción sebacea. Se puede añadir en cremas para el tratamiento de la celulitis. Es muy astringente, por lo que se utiliza en pieles normales, mixtas y grasas. En baños templados o aceites de masaje, estimula y reanima los músculos doloridos después del ejercicio. Combate la sudoración excesiva (especialmente de los pies), utilizado como desodorante.

Ayuda con los problemas respiratorios, asma, tos seca, sinusitis, irritación de garganta, afonía y limpia los pulmones. Es antiespasmódico y antiséptico, refrescante y balsámico. Combate la tristeza, la indecisión, la depresión, el enfado, los miedos y las frustraciones.

Asimismo se puede utilizar en compresas para las varices y capilares rotos mezclándolo con aceite esencial de geranio y de lavanda y diluido en aceite base.

Eucalipto
(Eucalyptus globulus)

Si bien el eucalipto es un árbol originario de Australia, se cultiva en todo el mundo. Es así, que desde hace muchos años sus hojas perennes y aceite esencial (eucaliptol), se vienen usando en la mayoría de las sociedades con fines terapéuticos. Es sin dudas, una planta conocida por las numerosas cualidades estimulantes que brinda su aroma, pero también por todos los beneficios que otorga a la salud.

Las diferentes especies varían en altura desde pequeños arbustos de menos de 3 m hasta los grandes árboles que pueden llegar a alcanzar los 120 m de altura. El aceite que se obtiene de las hojas y las ramas tiene un olor muy fuerte y fácil de reconocer.

Se trata de uno de los remedios más antiguos que se conocen en los casos de resfriado y de gripe, debido a su acción descongestiva, antiviral y bactericida. También es útil en el tracto urinario, en los casos de asma, reumatismo y para dolores y molestias musculares.

❏ **Método de uso:** En el baño, como quemador de esencias, inhalación, aceite de masaje.

❏ **Efectos curativos:** Analgésico, antiséptico, antiespasmódico, desodorante, diurético, expectorante, estimulante mental, rubefaciente.

Beneficios del aceite esencial de eucalipto

- Cabello: alivia la sequedad. En champús y cremas de enjuague a base de eucalipto, alivia la resequedad y picazón del cuero cabelludo.

- Estimulante emocional: Gracias al poderoso aroma balsámico de sus hojas, otorga sensaciones reconfortantes y de relax. Además, estimula los sentidos y despeja la mente. Por ello, es uno de los elegidos por la aromaterapia.

- Combate la tos: El té de eucalipto reduce la formación de mucus en los bronquios y hace más fluidas las secreciones. Además, ayuda a combatir la tos y los estados febriles, por sus propiedades balsámicas y estimulantes.

- Es estimulante: Es broncodilatador, dilata y relaja los bronquios para permitir el correcto flujo de aire.

- Poder cicatrizante: En uso externo, es cicatrizante de heridas y enfermedades de la piel como eczemas.

- Expectorante: El aceite diluido en uso interno o en vahos, posee propiedad expectorante (elimina el exceso de mucus de las vías respiratorias), y alivia afecciones de garganta y laringe; además de ser un antiséptico de las vías respiratorias. En esta modalidad, se puede combinar también con tilo y manzanilla.

- Para diabéticos: Sus hojas en infusión ayudan a reducir el azúcar en la sangre. Se recomienda utilizarlo sin excesos, no más de una taza de infusión al día.
- Antiparasitario: Tanto la decocción de las hojas como el aceite esencial, expulsan parásitos intestinales.
- Propiedad desinfectante: El aceite esencial se utiliza en el tratamiento de infecciones por piojos.
- Antiséptico de las vías urinarias: Ayuda a combatir o prevenir infecciones, inhibiendo el crecimiento y la reproducción de bacterias, hongos y virus que las ocasionan. Se deben tomar una a dos gotas de aceite esencial dos veces al día como antiséptico de vías urinarias.
- Para purificar el aire: Es muy utilizado para purificar el aire y como repelente de insectos.
- Afecciones musculares y esqueléticas: Como relajante y analgésico. Para afecciones musculares se hacen fricciones con cuatro gotas de aceite esencial en 100cc de aceite de almendras dulces. Se debe friccionar dos veces al día en las zonas afectadas.

Geranio
(Pelargonium odorantissimum)

El aceite de esta planta se obtiene por destilación al vapor y tiene un color verde claro. Funciona bien en el baño, en el quemador de esencias, como loción o como aceite de masaje.

Se trata de un aceite que estimula las glándulas

suprarrenales, favoreciendo el equilibrio natural de las hormonas. Funciona bien como antidepresivo, antiséptico, astringente, circulatorio, diurético, hipotensivo, sedante y tonificante.

Es muy útil en los casos de afecciones de la piel, quemaduras, úlceras, heridas, dermatitis, eczema, psoriasis e inflamación.

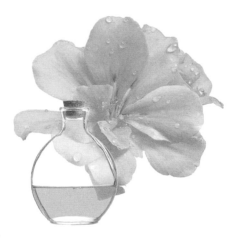

En el hogar

El aceite esencial de geranio contempla unas propiedades que le dan mucha utilidad en el hogar:

- Sirve para ahuyentar los mosquitos.
- Puede emplearse para aromatizar cualquier producto casero de limpieza.
- Es un remedio muy eficaz para aromatizar el hogar como producto natural.

Un uso popular de aceite de geranio es tratar el acné ya que actúa como un agente que combate la piel grasa. Curiosamente, por sus características también puede ayudar a equilibrar la piel seca. Otra cosa que vale la pena mencionar sobre el aceite esencial de geranio es que hace que las cicatrices se desvanezcan.

Hinojo
(Foenículum vulgare)

El aceite esencial de hinojo se extrae de las semillas mediante la destilación al vapor. Su color es amarillo pálido, su aroma es dulce y delicado pero penetrante.

Se utiliza en el baño, en el quemador de esencias o como aceite de masaje. Sus efectos son muchos:

❑ Depura el organismo: elimina las toxinas acumuladas, también resultantes del exceso de comida, bebidas alcohólicas y drogas, se usa en el tratamiento y la rehabilitación de alcohólicos y drogadictos, teniendo la propiedad de contrarrestar el envenenamiento por alcohol.

❑ Muy eficaz en los tratamientos de resfriados, gripe, laringitis, bronquitis, asma bronquial, etc., aliviando los espasmos y la tos.

❑ Favorece la longevidad, ayudando a mantener el buen tono muscular, la elasticidad de la piel, la buena circulación y la fortaleza de los huesos, todo lo cual se deteriora con el paso de los años, retrasa la formación de las arrugas.

❑ Restablece el tono muscular y la vitalidad durante la convalecencia, mejorando todas las funciones corporales.

❑ Estimula el sistema inmunológico y el sistema endocrino,

tonificando las glándulas endocrinas en general y, en particular, regulariza la corteza suprarrenal; contiene una sustancia semejante al estrógeno: contribuye a regular los ciclos femeninos.

❏ Aumenta la leche en las madres lactantes.

❏ Elimina los venenos de picaduras de insectos y serpientes.

❏ Tonifica el hígado, los riñones y el bazo.

❏ Suprime el apetito, disminuyendo la obesidad.

❏ Alivia diversos trastornos digestivos: favorece al peristaltismo, tonifica el estómago, calma la indigestión, combate la inflamación, cólicos, hipo, nauseas, etc.

❏ Previene y cura el reumatismo, la gota, la artritis, etc.

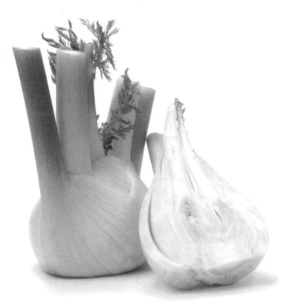

El hinojo se ha utilizado como remedio natural durante miles de años. Su poder radica en la fuerza y vigor que otorga. También se ha venido utilizando como eficaz método para reducir la obesidad y, especialmente, para estimular la producción de leche en las madres que amamantan. Su efecto hormonal se emplea para aliviar los problemas menopáusicos y menstruales.

Incienso
(Boswelia thurifera)

Se extrae por destilación al vapor de la resina de un pequeño árbol africano. Su color es ámbar o amarillo verdoso y su fragancia es cálida, especiada y ligeramente picante.

Se emplea en el baño, en compresas, en el quemador de esencias, como loción o bien como aceite de masaje.

El aceite esencial de incienso es uno de los mejores remedios que hay para el cuidado de la piel, ya que revitaliza y rejuvenece los tejidos, evitando la aparición de arrugas.

Desde las más antiguas culturas rituales, el incienso siempre se ha utilizado en las ceremonias de purificación y para exorcizar los malos espíritus. Del mismo modo, aplicado en el cuerpo, puede ser muy útil para eliminar los pensamientos negativos, tales como miedo, resentimiento, inquietud o confusión, y sustituirlos por otros pensamientos positivos.

Algunas curiosidades sobre el incienso

- El incienso se menciona en el papiro Ebers, uno de los registros médicos más antiguos que se conocen, que data del siglo VI aC. Los antiguos egipcios mencionan el aceite en cientos de prescripciones y recetas. El incienso tenía un valor superior al del oro en épocas antiguas y sólo lo poseían quienes gozaban de gran riqueza y abundancia.

- Su uso registrado como el más antiguo fue encontrado en una inscripción en la tumba del siglo XV aC. de la reina egipcia Hathsepsut.
- Los árboles de incienso crecen sin tierra entre las rocas de mármol pulido. Se hacen profundas cortaduras a lo largo del árbol y el líquido amarillento de apariencia lechosa que sale de ellas se endurece rápidamente. Los glóbulos de incienso se cosechan y se destilan para obtener el aceite natural. La época de recolección dura de mayo a septiembre.

El incienso tiene propiedades antiinflamatorias, antisépticas y astringentes. En ese sentido, refuerza el sistema inmunitario y respiratorio debilitado por resfriados, gripe, tos, bronquitis o laringitis. También favorece el sistema nervioso durante períodos de ansiedad, estrés y tensión nerviosa.

Este aceite esencial tiene la habilidad de relajar y hacer más profunda la respiración. Sus componentes ayudan a oxigenar las glándulas pineal y pituitaria.

Jazmín
(Jasminum officinale)

Su aroma exquisito y su escasa producción, ya que se necesitan grandes cantidades de flores para producir su aceite, hacen de este producto un aceite caro y muy apreciado.

Se emplea en el baño, como aceite facial y como loción. Su color es marrón oscuro y sus principales propiedades se resumen en: antidepresivo, antiséptico, antiespasmódico y sedante. Los chinos lo utilizaban en el tratamiento de la lepra, como así también de llagas infectadas. En la India es desde siempre un efectivo tratamiento para el reumatismo. El antiguo Egipto lo veneraba como elemento principal en los oficios religiosos, pues también lo utilizaban en sus rituales médicos de curación. Se afirmaba que poseía la magia de rejuvenecer.

Es estimulante, permite la actividad, por lo que es muy útil para aquellas personas más apáticas. Tiene propiedades afrodisíacas, ya que otorga confianza y serenidad, estimulando en un segundo plano la libido.

El aceite de jazmín es apropiado para todo tipo de piel, especialmente para las pieles delicadas. Se caracteriza por ser humectante y proporciona elasticidad a la piel.

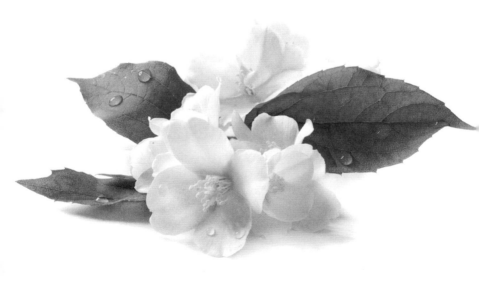

Cualidades esenciales del aceite de jazmín

Entre sus propiedades terapéuticas podemos destacar:

- Es sedante y revitalizante, ayudando a calmar la ansiedad.
- Brinda confianza en uno mismo y da autoconfianza.
- Despierta la mente cuando la persona se muestra indiferente, apática o sufre de falta de atención o de concentración.
- Trae alivio y alegría, siendo ideal en casos de depresión.
- Se lo considera un fuerte afrodisíaco. Posee una acción muy efectiva en casos de impotencia o de frigidez (sobre todo de origen nervioso).
- Posee un notable efecto revitalizador de los órganos sexuales masculinos.
- Se utiliza en masajes, vehiculizado en una crema o en un aceite vegetal, para fortalecer el aparato reproductor.
- También se aconseja para el masaje de músculos contraídos o endurecidos por el estrés, o cuando se producen escalofríos de tipo nervioso.
- Resulta ideal para aliviar los dolores menstruales, a través de un suave masaje en el vientre.
- En cosmetología, se utiliza para el tratamiento de pieles secas, sensibles o irritadas.

El jazmín elimina cualquier bloqueo que padezca la persona y favorece su creatividad y las ideas originales. Muchas personas lo emplean por la noche, ya que induce el sueño y la relajación profunda.

Lavanda
(Lavandula angustifolia o Lavandula officinalis)

La lavanda es una planta mediterránea que se cultiva en varios países. Su fragancia es muy apreciada por mucha gente. El aceite, incoloro, se obtiene por destilación al vapor. Este arbusto tiene ramas espigadas y flores de color morado. Las civilizaciones más antiguas ya utilizaban esta planta para aprovechar sus múltiples propiedades terapéuticas y su magnífica fragancia en perfumes y cosmética.

Se emplea en baños, compresas, quemador de esencias, loción o masaje. Este aceite es uno de los más versátiles y polivalentes. Tiene la virtud de ser una de las pocas esencias que se pueden aplicar sobre la piel sin diluir, al igual que sucede con la manzanilla y el árbol del té.

Este aceite, rico en esteres y en alcoholes, es muy útil para combatir la depresión, la ansiedad y el estrés, ayudando a relajar la mente.

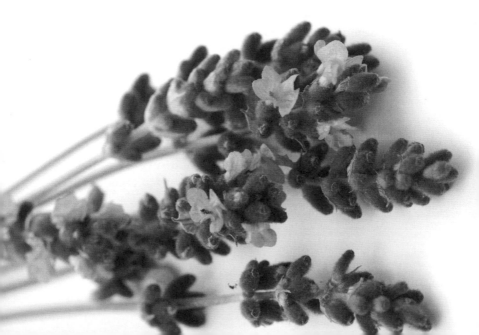

Utilidades de la lavanda

Como uso interno:

- Para eliminar e inhibir muchas bacterias y virus responsables de enfermedades respiratorias, como bronquitis, gripe, resfriados.
- En los casos de nerviosismo estomacal.
- Combate el insomnio.
- Mejora la sensación de mareo en los viajes.
- Combate la ansiedad.
- Mejora la hipertensión.

Como uso externo:

- Trata diversos tipos de dolores, como los producidos por el reuma, dolores lumbares, tortícolis, dolor de cabeza y dolor de pies.
- Mejora las lesiones de la piel, como la desinfección y cicatrización de heridas o cortes, y para tratar quemaduras.
- Cura y trata diversas afecciones que afectan a la piel como eccemas, psoriasis, picaduras, hematomas, o sarna.
- Frena la caída del cabello.
- Elimina bacterias y virus responsables de enfermedades respiratorias como faringitis, laringitis o anginas.
- Sirve para realizar lavados adecuados para la eliminación de bacterias perjudiciales entre las que se encuentran habitualmente el hongo *Candida albicans* o algunas bacterias tan conocidas como estreptococos o tricomonas responsables de muchas infecciones vaginales como vaginitis, candidiasis...etc.

La lavanda armoniza y equilibra las emociones, ayuda a las prácticas espirituales, ya que aporta paz, armonía, calma y serenidad. Se utiliza en los rituales de purificación para alejar la negatividad, la mala suerte y el mal humor. Además, favorece la felicidad, el amor y la paz interior.

Unas gotas aplicadas sobre la frente pueden aliviar un dolor de cabeza. También mejora los dolores musculares, los calambres, la dermatitis, el eczema y la piel seca, la piel grasa, las quemaduras del sol, etc.

Limón
(Citrus limonum)

El limón es una de las frutas más populares del mundo. Es originario de la región sureste de Asia, cerca de India, aunque no hay una certeza del lugar exacto del origen del árbol de limón. En el siglo II a.C., este árbol debió ser introducido en Europa, donde se popularizó y desde donde comenzó su comercio, que con el paso de los siglos, lo haría llegar a todos los rincones del mundo.

El árbol de limón crece en regiones con una temperatura que no presenta muchos cambios, por lo que ofrece sus frutos durante todo el año. Sus flores son tan fragantes como la esencia de sus frutos. Las regiones donde más comúnmente se encuentra son aquellas con climas subtropicales, donde la temperatura no desciende al punto de congelación, ya que bajo tales temperaturas el árbol muere.

El aceite es de color amarillo verdoso y se exprime desde la misma corteza. Funciona como bactericida, antiséptico, activador de los glóbulos blancos. Es antirreumático, antigotoso, antiartrítico, calmante, antiácido, antianémico y estimulante de las secreciones pancreáticas.

Cómo utilizar el aceite esencial de limón

- Hidroterapia en baño de tina o de inmersión local: mejorar la circulación, reducir la tensión y la fatiga.
- Vaporizadores: purificar el ambiente y evitar contagios.
- Difusores: claridad mental, perfume ambiental y purificador de ambiente.
- Aplicación en dilución: combinándolo unas gotas del aceite con crema neutra o algún producto similar de aromaterapia en caso de enfermedades respiratorias.
- Enjuague bucal o gárgaras: una gota del aceite en un vaso de agua.
- Compresas: utilizando agua donde se hayan diluido una cuantas gotas del aceite y colóquelas sobre el área del cuerpo a tratar.
- Inhalación directa: evitar contagios, estabilizar las emociones y aclarar ideas.
- Limpieza y desinfección: agregue una gota del aceite para lavar los trastos y en el último enjuague de su ropa.
- Preparar una deliciosa, natural y saludable bebida agregando una gota de aceite esencial de limón solo si es de grado terapéutico por litro de agua y disuelva bien, tomar una vez por día.

El limón suele emplearse con mucho acierto en las infecciones del tracto respiratorio: resfriados, dolor de garganta, gripe, bronquitis y sinusitis. En el caso de amigdalitas las gárgaras de limón en agua caliente son muy eficaces.

El limón estimula la circulación y combate la contaminación bacteriana. No en vano, se ha utilizado tradicionalmente sobre pescados y mariscos para evitar el efecto de las bacterias.

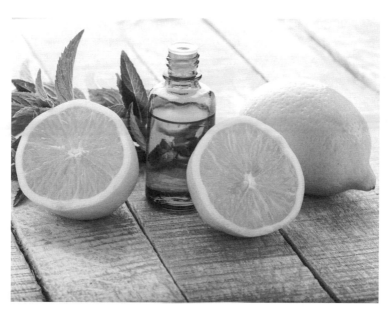

El limón alivia el asma, la gingivitis y las molestias hepáticas, y ayuda a librarse de las verrugas y del prurito vaginal.

En el cuidado de la piel el aceite esencial de limón añadido al aceite de almendra o a una crema suave actúa como limpiador, tonificante y gel antiarrugas. En ocasiones, se puede añadir una gota de este aceite a la pasta dentrífica para mantener los dientes blancos y brillantes.

Tiene un efecto estabilizador sobre las emociones y ayuda a tratar la ansiedad. La inhalación del vapor del aceite de limón conecta el espíritu y el cuerpo con el yo supremo.

Manzanilla
(Chamaemellum nobile)

Esta hierba aromática puede llegar a alcanzar los 60 cm de altura. Sus tallos son erectos y sus hojas están divididas en lóbulos dentados. Las flores son blancas y van colgando a medida que maduran. Es una planta originaria del oeste de Europa que crece en suelos arenosos y ligeros.

Está considerada la flor de la valentía porque aumenta la resistencia al cansancio y al dolor físico, además de aliviar el dolor moral.

El aceite esencial se extrae por destilación al vapor de las flores, siendo de tonalidad azul oscuro o verdoso. Su aroma es dulce y herbáceo, con subtonos frutales.

Se emplea en el baño, en compresas, en el quemador de esencias, en aceite o como loción de masaje.

Propiedades del aceite de manzanilla

- Antiinflamatorio: Previene la inflamación de la piel y aporta un efecto calmante.
- Hipoalergénico: Este aceite es especialmente indicado para aquellas personas que sufren bastantes alergias.
- Favorece la cicatrización: Como el aceite de argán o la rosa mosqueta, la manzanilla ayuda a cicatrizar heridas casi cerradas y a reducir estas cicatrices aportando sus nutrientes a la zona afectada.
- Digestiva.
- Diurética y depurativa: Elimina las toxinas favoreciendo su expulsión a través de la orina.
- Hidrata la piel: Junto con otros principios activos, es una gran luchadora de las pieles secas.
- Antiirritante: Calma las irritaciones en la parte del cuerpo que se aplique.
- Nutritiva: Aporta nutrientes, entre ellos vitaminas antioxidantes, con poder rejuvenecedor.

El efecto curativo de la manzanilla sobre la piel se debe a que contiene una sustancia azuleno. Esto hace que alivie las inflamaciones, las erupciones o ulceraciones. Por ejemplo el acné, las quemaduras, el eczema y las psoriasis.

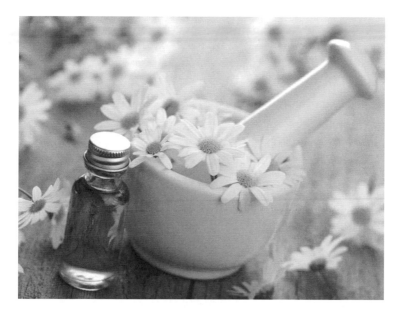

Uno de las características más importantes del aceite de manzanilla es su capacidad descongestionante. Tiene un gran poder sobre el funcionamiento del sistema linfático de nuestro organismo consiguiendo relajarlo y desinflamarlo. Es un excelente tratamiento coadyuvante para luchar contra la retención de líquidos. También resulta muy efectivo si se aplica diluido en la proporción correcta dando masajes sobre el abdomen para tratar problemas del sistema digestivo y regular el funcionamiento del hígado.

La hierba se utilizó en la medicina popular para reducir la fiebre. Resulta un remedio muy eficaz para tratar la artritis y el reumatismo, los problemas digestivos, la congestión hepática, los calambres y los espasmos musculares. También se ha usado para los problemas menstruales en general. La sabiduría popular le atribuye numerosas propiedades para curar problemas de salud de una manera natural. Por ejemplo:

❏ **Tratamiento calmante de pieles sensibles (dermatitis):** Diluir 5 gotas de aceite esencial de manzanilla + 5 gotas de aceite esencial de lavanda + 5 gotas de aceite esencial de jazmín en 30ml de aceites vegetales (15ml de aceite vegetal de caléndula + 15ml de aceite vegetal de sésamo) y aplicar como tratamiento hidratante/nutritivo diario tonificando antes la piel con agua floral de manzanilla. También puede incorporarse a una mascarilla casera para calmar las pieles sensibles.

❏ **Tratamiento antiacné:** Diluir 5 gotas de aceite esencial de manzanilla + 5 gotas de aceite esencial de árbol del té + 5 gotas de aceite esencial de lavanda en 30ml de aceites vegetales (10ml de aceite vegetal de jojoba + 10ml de aceite vegetal de rosa mosqueta + 10ml de aceite de neem) y aplicar como tratamiento hidratante/nutritivo diario tonificando antes la piel con hidrolato de manzanilla. También puede añadirse a las mascarillas caseras y naturales.

❏ **Tratamiento de varices:** Diluir 5 gotas de aceite esencial de manzanilla + 5 gotas de aceite esencial de ciprés + 5 gotas de aceite esencial de neroli en 30ml de aceites vegetales (15ml de aceite vegetal de sésamo + 15ml de aceite vegetal de rosa mosqueta) y aplicar como aceite corporal tonificando antes la piel con hidrolato de manzanilla.

❏ **Para relajar a los bebés:** Aplicar en la almohada 1 gota de aceite esencial de manzanilla + 1 gota de aceite esencial de lavanda.

❑ **Conjuntivitis:** Añadir 1 gota de aceite esencial de manzanilla a un vaso de agua caliente y aplicar en los ojos con un algodón.

❑ **Para dar brillo al cabello:** Añadir 10 gotas de aceite esencial de manzanilla al champú, a la vez que se sigue con los cuidados naturales del cabello.

Mejorana
(Origanum marjorana)

Este aceite aromático se obtiene a partir de las últimas floraciones de la planta y de las hojas de esta apreciada hierba. Existen dos tipos de aceite esencial de mejorana. El más utilizado es el que extrae de *Origanum marjorana*, mientras que el de la especie *Origanum vulgare* no se suele emplear tan a menudo ya que sus propiedades son menos apreciadas.

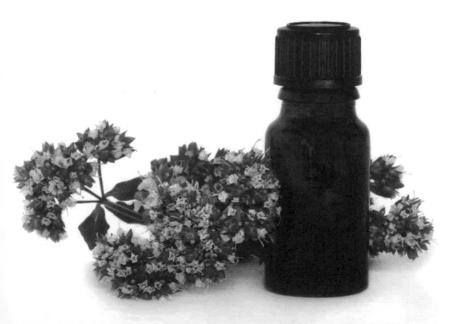

La leyenda cuenta que fue la diosa Afrodita quien dio su perfume a la mejorana acariciando sus hojas. Los egipcios ya la cultivaban, era dedicada al dios Osiris y la usaban para los embalsamamientos. En la época de los romanos y de los griegos, los recién casados llevaban coronas de mejorana ya que era símbolo de felicidad y de fertilidad. Ya se le atribuía virtudes para aliviar los dolores articulares y musculares y los romanos apreciaban su uso para aliviar las molestias estomacales. La mejorana es originaria del norte de África y de Egipto, crece en todo el contorno mediterráneo y principalmente en Francia, en España y en Hungría.

Se emplea en el baño, en el quemador de esencias, como aceite, loción de masaje o también con unas simples gotas sobre la almohada.

Y es que sus efectos son muchos y diversos: analgésicos, antiespasmódicos, antisépticos, expectorantes y sedantes.

La mejorana es uno de los aceites más sedantes, calmantes y reconfortantes que existen. En especial, está muy indicado para las personas mayores. Es ideal para combatir el insomnio y tratar los problemas de estrés y ansiedad. Ayuda a aliviar los dolores de cabeza, las jaquecas y las migrañas.

Aún con eso, la propiedad más sobresaliente es su acción de calentar tanto la mente como el cuerpo. Usándolo moderadamente, refuerza la mente y ayuda a afrontar problemas y traumas emocionales. Su uso excesivo puede producir un efecto aletargante sobre la mente.

Es un remedio muy eficaz para las molestias por indigestión, los dolores abdominales y los espasmos de los cólicos intestinales.

Sus resultados son óptimos en los tratamientos de las vías respiratorias, como el asma, las bronquitis y los resfriados. Elimina las secreciones mucosas de las vías respiratorias y calma la tos y los resfriados, pues tiene propiedades analgésicas y sedantes.

Melisa
(Melissa officinalis)

Originaria de Europa meridional, esta planta produce cantidades muy pequeñas de aceite, por lo que suele resultar muy caro. Si embargo, es posible comprarlo reconstruido a partir de los componentes de la planta natural.

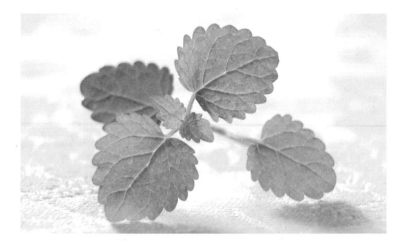

Paracelso, el famoso medico suizo, llamo al agua de Melisa «Elixir de la Vida», famosa por su propiedades rejuvenecedoras, posee la reputación de panacea. Es una planta perenne que puede llegar a crecer hasta los 80 cm de altura. Sus tallos son leñosos y las hojas tienen dientes muy marcados, con marcado aroma de limón. Sus flores son blancas o rosadas. El aceite se obtiene por la destilación al vapor de las hojas y las flores. Se cultiva en muchas regiones de Europa, Norteamérica y el norte de África.

Se emplea en baños, en el quemador de esencias, como aceite o loción de masaje.

Su infusión, de agradable sabor limón, es uno de los remedios más utilizado por nuestros antepasados para aplacar los nervios. Es un magnífico tónico nervioso y digestivo, templando la ansiedad, la irritabilidad, la jaqueca y los ataques de pánico.

Es un magnífico recurso para evitar las palpitaciones cuando estas son de origen nervioso, proporcionando una sensación de relajación, ayudando a conciliar el sueño y bajar la tensión arterial.

También es muy útil para combatir las infecciones, bajar la fiebre y prevenir las recaídas. Sirve para tratar enfermedades infecciosas como el sarampión o los herpes.

Efectos psicoemocionales de la melisa

- Tranquiliza y relaja el sistema nervioso central, combatiendo el insomnio, las cefaleas y migrañas...
- Calma las emociones en los estados de hipersensibilidad, histeria, conmoción, pánico y miedo...
- Calma los pensamientos y las emociones violentas...
- Consuela a los afligidos, ayudando a enfrentarse con una pérdida y proporciona una perspectiva positiva, recuperando la depresión, ansiedad y angustia.
- Purifica la mente, aliviando las preocupaciones inmotivadas.
- Mejora la memoria y la concentración.
- Equilibra y armoniza el clima familiar.
- Aumenta la posibilidad mejorar la fortuna...
- Atrae dinero...
- Aleja los malos espíritus.
- Purifica las personas y los ambientes, eliminando las cargas negativas.

El aceite esencial de melisa es un potente equilibrador del sistema inmunológico, ya que se ocupa de fortalecer la salud en todos los sentidos. Por sus grandes propiedades, también se lo puede utilizar en casos de angustia, para equilibrar y clarificar la mente. Sirve como excelente purificador de ambientes, sobre todo en aquellos casos puntuales que se necesitan eliminar cargas negativas. Además el aceite esencial puro de melisa, es un perfecto bálsamo para el sistema circulatorio ya que tonifica el corazón, calma significativamente las palpitaciones y alivia la hipertensión arterial de forma natural.

Menta
(Mentha pipcrita)

La menta es una hierba perenne de la familia de las labiadas que presenta unos tallos cuadrangulares y rojizos, con hojas alargadas y pecioladas, ovales o lanceoladas, dentadas y brillantes. Las flores son de color rojizo o lila, con los estambres inseridos en el cáliz.

El aceite esencial se extrae destilando toda la planta al vapor. Se emplea en baños, en el quemador de esencias, como aceite o loción de masaje.

El aceite esencial estimula la mente, favoreciendo su buen funcionamiento, relajante de los vasos sanguíneos periféricos, antiinflamatorio, antiviral, antitumoral, antiparasitario, antibacteriano, ayuda al buen funcionamiento de la vesícula biliar. Es un estimulante digestivo, analgésico, antiespasmódico, antioxidante.

La menta es muy conocida por su efecto sobre el sistema digestivo, pues alivia las náuseas, los retortijones de estómago y la diarrea. También calma el dolor menstrual y los dolores de cabeza.

La menta es estimulante y reanimadora, pudiendo ayudar en las sensaciones de letargo, aumentando el ímpetu para continuar la actividad. También contribuye a calmar los miedos profundos y la rabia reprimida, que de lo contrario afectarían al hígado o al bazo.

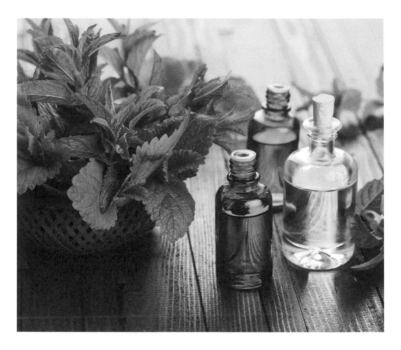

La menta y las emociones

- Fortalece y tranquiliza los nervios y en dosis grandes lo hará dormir. Es eficaz en muchos trastornos nerviosos: histeria, palpitaciones, temblores, parálisis.

- Es estimulante y reanimadora, ideal para cuando se experimentan sensaciones de letargo. Aumenta el ímpetu para continuar la actividad.

- Es cefálico, estimula el cerebro, los pensamientos claros. Si piensa demasiado o tiene la cabeza caliente, se la enfriará, aclara, da frescura y brillantez.
- Para los vahídos, estabiliza y quita las náuseas. Es bueno para los mareos, entre ellos los que se producen en los viajes.
- Es útil en emergencias para el shock, debido a propiedades estimulantes.
- Contribuye a calmar los miedos profundos y la rabia reprimida que de lo contrario afectarían al hígado y al bazo.

Nerolí o flor de naranjo
(Citrus aurantium)

El nerolí se destila a partir de las flores del naranjo amargo. Es de color amarillo pálido y el aroma es el típico de los cítricos agridulces. Pertenece a la familia *rutaceae*. Es un árbol perennifolio de 3 a 5 m de altura, de forma esférica con la copa compacta, frondosa, globosa y el tronco de corteza lisa y color verde grisáceo. Sus hojas son persistentes, de color verde oscuro brillante, elípticas, lanceoladas y olorosas presentando una parte ensanchada entre el peciolo propiamente dicho y la hoja. Las flores tienen unos 2 cm de diámetro, sus pétalos son blancos y muy aromáticos y florecen en la primavera.

Conocido con el nombre de aceite esencial de nerolí es extraído de las flores del naranjo amargo y, como su pariente el naranjo, posee uno de los aromas más exquisitos de la naturaleza. Su nombre se debe a la princesa Ana María de Nerola, que en el siglo XVI lo usaba para perfumar sus guantes, lo cual extasiaba a los caballeros que besaban su mano. Hoy en día, aún es usado en la fabricación de perfumes, en especial aquellos llamados afrodisíacos, ya que es esta una de sus propiedades principales.

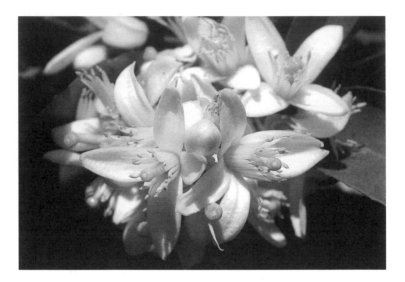

Suele emplearse en el baño o en aceite de masaje. En ocasiones se vende mezclado con aceite de jojoba, ya que esto abarata su alto coste.

Sus efectos curativos son: antidepresivos, antisépticos, antiespasmódicos, cicatrizantes y sedantes.

Suele emplearse en los casos de bronquitis o infecciones de las vías respiratorias, ya que su acción bactericida es de amplio espectro. También puede emplearse su potente acción bactericida en el caso de la enfermedad de Crohn o cualquier otra infección de colon. Es eficaz en los casos de insuficiencia pancrática y hepática, ya que estimula las funciones de hígado y páncreas. También ataca las varices y las hemorroides.

Acción emocional de nerolí

- Exalta el romanticismo, el deseo, la creatividad y el juego amoroso.
- Seda, tranquiliza y disminuye la ansiedad y los miedos.
- Reconforta momentos de tristeza y depresión.
- Su efecto casi «hipnótico» ayuda a conciliar el sueño y dormir mejor.

El nerolí se emplea en cosmética por su acción para regenerar las pieles envejecidas, como hidratantes para pieles secas. También en los casos de acné, cicatrices y estrías o simplemente como desodorante o perfume.

❏ **Tratamiento pieles grasas:** Diluir 5 gotas de aceite esencial de nerolí + 5 gotas de aceite esencial de geranio + 5 gotas de aceite esencial de lavanda en 30ml de aceites vegetales (10ml de aceite vegetal de jojoba + 10ml de aceite vegetal de rosa mosqueta + 10ml de aceite vegetal de caléndula) y aplicar como producto hidratante/nutritivo diario tonificando antes la piel con hidrolato de tomillo.

❏ **Tratamiento pieles sensibles:** Diluir 5 gotas de aceite esencial de nerolí + 5 gotas de aceite esencial de manzanilla + 5 gotas de aceite esencial de lavanda en 30ml de aceites vegetales (10ml de aceite vegetal de caléndula + 10ml de aceite vegetal de sésamo + 10ml de aceite vegetal de centella asiática) y aplicar como producto hidratante/nutritivo diario tonificando la piel con hidrolato de manzanilla. Se puede reforzar su efecto elaborando una mascarilla casera para calmar las pieles sensibles.

Pachulí
(Pogostemom patchouli)

El pachulí procede una hierba del Lejano Oriente. Su aroma inconfundible no admite un término medio: o es muy apreciado o genera una especie de rechazo, llegando a molestar mucho a ciertas personas. Es de las familias de las plantas labiadas, como las ortigas o la hierbabuena.

Su aceite es de color amarillo fuerte y su aroma puede describirse como balsámico, dulce, a madera y mohoso. Su olor denso y persistente, activa reacciones personales.

Para los amantes del pachulí, este tiene algo de salvaje, de agradable aturdimiento, es sensual y estimulante, enciende la imaginación y atrae a la memoria las atmósferas orientales densas y cargadas de perfumes, de especias, de misterios y de emociones. En cambio, para sus detractores, recuerda el olor del moho y a la humedad que emana de los viejos baúles.

Se emplea en el baño, como compresa, en el quemador de esencias o como aceite de masaje.

Se le atribuyen numerosas propiedades:

❏ **Sobre el cuerpo:** tiene propiedades antiinflamatorias, antibaceterianas y astringentes. En aplicaciones externas se emplea para el tratamiento de infecciones cutáneas por hongos.

❏ **Sobre la mente:** Puede tratar las depresiones leves y el agotamiento nervioso. Resulta muy útil para las personas que viven en un mundo aparte y tienen disposición por preocuparse por todo.

❏ **En aplicaciones estéticas:** Es muy interesante para combatir la caspa del cabello graso o como humectante de la piel. También se emplea para curar heridas o en la formación de nuevos tejidos.

❏ **En el masaje:** Es excelente para aliviar la tensión muscular. Y es que los beneficios del aceite de aceite esencial de pachulí son numerosos:

❏ **Antiséptico:** previene infecciones y es muy utilizado para evitar el sangrado de las encías.

❏ **Astringente:** funciona para tratar las diversas condiciones de la piel.

❏ **Diurético:** estimula la desintoxicación y evita la retención de líquidos.

❏ **Tónico:** estimula el metabolismo y regula la producción de hormonas.

❏ **Sedante:** calma el dolor y produce relajación.

❏ **Antidepresivo:** disminuye la tensión, ansiedad y apatía.

❏ **Afrodisíaco:** se usa para tratar la frigidez, la disfunción eréctil, y la pérdida de la libido.

❏ **Cicatrizante:** ayuda a cicatrizar sin deformidades, pues fomenta la regeneración celular.

❏ **Antifebril:** disminuye los estados febriles.

❏ **Antiinflamatorio:** disminuye la inflamación y alivia los espasmos musculares.

Pomelo
(Citrus paradisi)

Se trata un árbol de la familia de los cítricos que produce un fruto conocido como pomelo. Su color va del amarillo al rosa, mientras que la pulpa puede ser amarilla, rosa o roja, más o menos amarga o dulce, dependiendo de su variedad. Su carne es crujiente y jugosa y tiene un sabor ácido. Los aceites esenciales de cítricos se obtienen mediante la presión de la corteza en frío y no por destilación al vapor de agua.

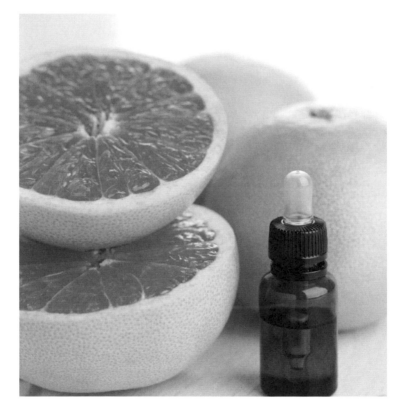

Se emplea en baños, en el quemador de esencias, como aceite de masaje o como loción.

El aceite esencial de pomelo es, básicamente, diurético, estimulante, linfático, estimulante general y tonificante. Pero también:

❏ **Mejora el sistema inmune:** Al igual que todos los cítricos, el pomelo es rico en vitamina C, lo que ayuda a mejorar la función inmune. Beber un vaso de agua con unas gotas de aceite de pomelo puede ayudar a combatir enfermedades en la temporada de gripes y resfríos.

❏ **Antidepresivo:** El aceite de pomelo ofrece el beneficio de tranquilizar la mente y el cuerpo. Cuando se toma regularmente, mejora el humor y promueve sentimientos positivos de esperanza. El aceite de pomelo estimula las glándulas endocrinas del cerebro para promover la secreción de hormonas y enzimas. Al hacerlo, mantiene al metabolismo en óptimas condiciones a la vez que promueve el funcionamiento cerebral.

❏ **Expulsa las toxinas:** El aceite de pomelo actúa como diurético y ayuda a mejorar el funcionamiento linfático. El sistema linfático es una parte importante para expulsar las toxinas perjudiciales del organismo. Como es un diurético, el aceite de pomelo ayuda a limpiar el cuerpo de toxinas al inducir una micción más purificadora y eficiente. Ayuda a eliminar los excesos de grasas, sodio y otras toxinas del organismo y reduce la presión arterial. Consumir un poco de aceite de pomelo ayuda a combatir problemas tales como la celulitis, el reumatismo y la artritis.

❏ **Desinfectante:** Además de simplemente promover una mejor salud, el aceite de pomelo ayuda a combatir infecciones del organismo. En los casos de infección en el colon, el estómago, los intestinos, el sistema urinario o los riñones, puede usarse aceite de pomelo además de los medicamentos recetados por un profesional. Al hacerlo, se acelera el proceso de recuperación. Además, este aceite se puede utilizar para combatir infecciones orales y cutáneas.

Romero
(Rosmarinus officinalis)

La planta de romero es un pequeño arbusto de hojas perennes, estrechas, ásperas y de color verde grisáceo. Es de la familia de las labiadas, como las ortigas y las salvias. Originaria de los países mediterráneos, se ha empleado como remedio médico durante miles de años.

Según la mitología, en la tumba de la princesa Leucótoe floreció una hermosa planta de romero. Desde aquel entonces, el romero o Rosmarino simboliza la inmortalidad, el alma de la tierra. De su etimología *ros maris*, rocío marino, se deduce su penetrante perfume y su significante presencia en los acantilados costeros.

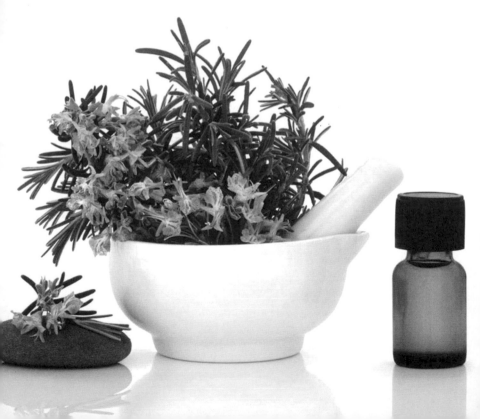

El romero se emplea en baños, en compresas, en el quemador de esencias, como aceite de masaje o en inhalaciones de vapor.

Una de las principales ventajas de este aceite esencial es que retrasa el envejecimiento. Se debe mezclar con hierbabuena antes de aplicarlo sobre la piel. Su efecto es instantáneo, ya que relaja el cutis y mejora el aspecto en cuestión de minutos: brinda frescura, elasticidad y brillo, además de protección celular debido a sus altas dosis antioxidantes.

Quizá por ello es tan empleado por la medicina deportiva a la hora de masajear los músculos afectados por lesiones musculares. Su función estimulante sobre los vasos sanguíneos ayuda a aliviar una mala circulación, constituyendo un eficaz remedio contra la caída del cabello.

Efectos del aceite esencial de romero

- **Para tratar la indigestión, las flatulencias y los calambres, especialmente ayuda a la digestión de las carnes.**

- **Para cuidar el cabello, logrando que crezca más largo y fuerte, y evitando la caída prematura del mismo. También ayuda al cuero cabelludo seco y escamoso, eliminando la caspa y devolviéndole vida.**

- **Se utiliza como un enjuague bucal desinfectante que ayuda a eliminar el mal aliento.**

- **En la piel, un masaje con aceite esencial de romero ayuda a mantener la tonicidad y mejora la hidratación de la piel seca.**

- **Es un tónico para el cerebro y los nervios, ya que estimula la actividad mental y la concentración, mejora los síntomas de depresión, fatiga y olvido, levanta el ánimo y da agilidad mental.**

- **Alivia los dolores de cabeza, musculares, reumatismo y artritis.**
- **El aroma del aceite esencial de romero ayuda a aliviar la congestión, el resfriado, las alergias, el dolor de garganta, la gripe y se utiliza también para aliviar el asma bronquial.**

El romero ayuda a eliminar las toxinas que acumulan sobre los tejidos adiposos del cuerpo y que contribuyen a la retención de líquidos. También es muy útil para los procesos respiratorios, mejorando resfriados, bronquitis, sinusitis y asma mediante las inhalaciones de vapor.

Rosa
(Rosa damascena)

El aceite de rosa damascena es de color marrón rojizo y de consistencia densa. Se trata de un arbusto caducifolio de crecimiento expansivo que puede llegar al metro y media de altura. Su origen es el Oriente Próximo, y llegó a Europa hacia el siglo XII de la mano de los Cruzados.

En el año 77 d.C Plinio hizo una lista de más de treinta trastornos que respondían a tratamientos preparados a base de rosa. Un famoso médico árabe, Avicena (980-1037 d.c.) preparaba ungüentos con agua de rosas por sus propiedades astringentes y antiinflamatorias para la piel.

Se emplea en el quemador de esencias o en el baño. En el caso de utilizarse como tónico facial es mejor mezclarlo con aceite de jojoba.

Sus efectos son curativos para muchas dolencias: problemas circulatorios, rotura de capilares, varices, artritis,

la testarudez y la estrechez de mente. Además tiene propiedades euforizantes, espanta temores, preocupaciones, melancolía, depresión y paranoia. Ayuda a tomarse la vida con más levedad y estimula la inspiración para aquellos que hacen de la creación su modo de vida.

Los mejores dentífricos naturales suelen contener aceite esencial de salvia, ya que ayuda a combatir las infecciones de las encías y las bacterias que producen caries en los dientes y muelas. También se suele emplear en las heridas producidas en la piel, granos o forúnculos. Aplicando una o dos gotas de salvia ayuda a desinfectar y a cicatrizar rápidamente. También se puede utilizar el aceite esencial de salvia para regular el exceso de sudoración y para regular la temperatura corporal (mucho frío o mucho calor).

Si padece de insomnio, masajee la zona del plexo solar, en el centro del diafragma, y los pies con aceite esencial de salvia diluido con agua de lavanda.

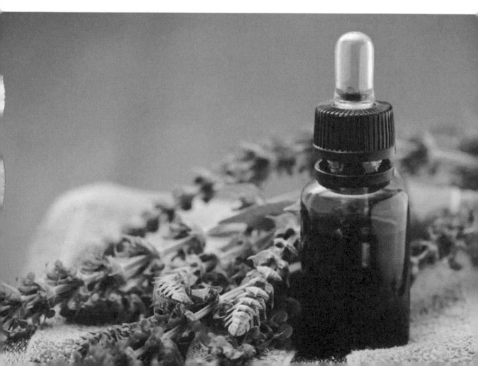

¿Cuáles son sus efectos curativos?

- Es un fuerte estimulante del sistema nervioso, combatiendo la depresión, la debilidad de origen nervioso y la introversión.
- Estimula la memoria y mejora el aprendizaje.
- Es regulador de la presión arterial y ayuda al aumento de la circulación y a la eliminación de líquidos.
- Actúa como calmante nervioso, relaja las contracturas musculares, los espasmos y los temblores.
- Alivia la piel congestionada o lesionada, ayuda a la cicatrización de heridas.
- Es un excelente relajante psicofísico, combatiendo el agotamiento tanto en los aspectos físico como mental o emocional. Por eso se recomienda su uso en casos de estrés.
- Uno de sus usos más conocidos es aquel que trata las menstruaciones dolorosas e irregularidades durante la menopausia con masajes con aceite esencial de salvia vehiculizado en un aceite vegetal o una crema.
- Se lo considera un regulador del sistema reproductor femenino por excelencia, actuando con eficacia en casos de infertilidad (activa las funciones sexuales femeninas), como también en irregularidades menstruales (ya sea por discontinuidad, escasez o molestias).

Sándalo
(Santalum album)

El sándalo, originario de la India, es una especie en amenaza de extinción. Los árboles del sándalo crecen muy lentamente y un árbol tarda entre 30 y 60 años en llegar a la madurez. El árbol es cortado y destilado, la madera amarillenta y fragante se vende en virutas finas. La gran demanda de este aceite y su poco rendimiento significa que el precio del aceite puro de sándalo es muy alto, por lo que normalmente se venden aceites mezclados a un precio más bajo.

El aceite se obtiene por destilación de las astillas del árbol. Desde la Antigüedad se ha usado como incienso y en la elaboración de perfumes. Su aroma dulce y exquisito tiene subtonos de madera.

Se emplea en baños, compresas, como quemador de esencias e inhalaciones, como aceite o loción de masaje.

El aceite esencial de sándalo se basa en sus propiedades fungicidas, parasiticidas, cicatrizantes, hidratantes de la piel, sedantes, astringentes suaves, reafirmantes y relajantes de la musculatura. Tiene un efecto calmante sobre la mente y el espíritu, ya que ayuda a aliviar las preocupaciones, los miedos, la ira y el resentimiento.

Efectos psicoemocionales del sándalo

- **Fomenta la paz de la unión religiosa.**
- **Relaja el cuerpo y la mente, levantando el ánimo y contrarresta la depresión, apacigua la agresión y la irritabilidad.**
- **Aleja la confusión, el nerviosismo en los momentos de crisis.**
- **Favorece la compasión, la franqueza y la compresión, coadyuvando para las personas introvertidas se vuelve más sociables y comunicativas.**
- **Ayuda a liberar la mente del pasado, venerando a los muertos.**
- **Induce la meditación y profundiza la visualización, ayudando en los rituales espirituales.**

- Alivia la ansiedad, el miedo inmotivado.
- Combate el insomnio.
- Estimula los sentidos y aclara los pensamientos, estableciendo el equilibrio emocional, espiritual y sensorial.
- Ayuda a cambiar la vida agitada, instilando una práctica de relajación y abertura, y una sensación de conexión con la tierra.
- Atrae fortuna, prosperidad y dinero.
- Transforma las energías negativas en positivas.
- Protege las personas, casas y negocios.
- Transmite abertura, calidez y entendimiento.
- Afrodisíaco: promueve una sensación de bienestar en el momento amoroso, une la pareja.

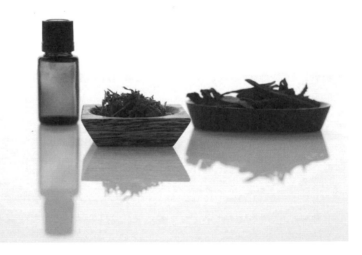

La inhalación de vapores sirve para los tratamientos de piel, como el acné, el eczema, las enfermedades respiratorias o la laringitis. También pueden ser tratados los síntomas de estrés y la depresión. Para este tipo de tratamientos, añada unas cuantas gotas a un recipiente hirviendo e inhalar cubriendo la cabeza con una toalla. En el caso de masaje, mezclar tres gotas de aceite de sándalo con un aceite portador como el aceite de almendra. Para purificar la piel, añadir unas gotas en la loción de afeitado o cremas hidratantes. De esta manera se impide que se formen cicatrices y que la piel se reseque. Añadir unas gotas a una crema sin fragancia, natural o mezclar con aceite de jojoba ayuda en la curación de piel dañada, cicatrizada. Para una piel seca, mezclar 10 gotas de aceite puro de sándalo con 6 gotas de aceite de geranio y 30 ml de aceite de almendra y masajear en la piel.

Ylang ylang
(Cananga odorata)

Se conoce como ylang ylang a unas flores muy aromáticas de una planta o árbol llamado *Cananga odorata*, originario de Malasia.

Su esencia se extrae de su flor, que es muy grande y vistosa, y es muy utilizada en perfumería o cosmética ya que tiene un aroma muy dulce y agradable y efectos terapéuticos reconocidos, tanto que es el aceite esencial más utilizado para tratar la depresión.

Se emplea en baños, en el quemador de esencias, como aceite facial, en aceites y como loción de masaje. El aceite se obtiene de la destilación de las flores básicamente para la fabricación de perfumes.

Sus efectos son diversos:

❏ Es tranquilizante, muy efectivo para casos como el estrés, la ansiedad, el insomnio, la depresión o las palpitaciones. Sus propiedades son armonizadoras, ya que suavizan e inhiben el enfado que surge como consecuencia de la frustración.

❏ Es relajante muscular, esto es, es muy útil en los casos de contracturas y dolor muscular.

❏ En los casos de acné. Sus propiedades antisépticas son muy útiles para prevenir las escamillas y el acné, ya que abre los poros y combate las bacterias dañinas de la piel. Diluir 5 gotas de aceite esencial de ylang-ylang + 5 gotas de aceite esencial de árbol del té + 5 gotas de aceite esencial de geranio en 30 ml de aceites vegetales (10 ml de aceite vegetal de rosa mosqueta + 10 ml de aceite vegetal de jojoba + 10 ml de aceite de neem) y aplicar como tratamiento hidratante/nutritivo diario tonificando antes la piel con hidrolato de manzanilla.

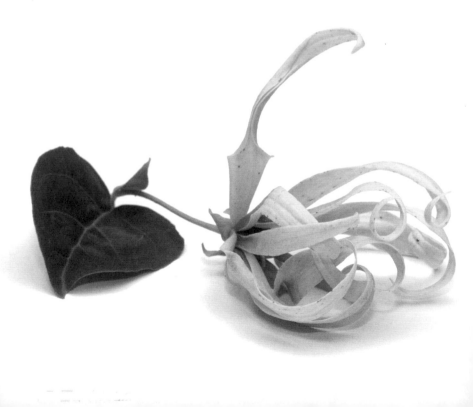

❏ Para el cuidado del cabello: Es muy efectivo para estimular el cuero cabelludo y nutrirlo previniendo la alopecia. Diluir 5 gotas de aceite esencial de ylang-ylang + 5 gotas de aceite esencial de mirra + 5 gotas de aceite esencial de romero en 30 ml de alcohol del romero (o hidrolato de tomillo) y hacer fricciones en el cuerpo cabelludo todos los días. Otra opción es añadir la misma cantidad de los mismos aceites esenciales al champú.

4. Las técnicas

Los aceites esenciales pueden utilizarse de muchas formas distintas para guardar la salud y la vitalidad. Pueden usarse en el cuidado de la piel, como aceite de masaje, para el baño o bien como inhalaciones de vapor.

Para el cuidado de la piel

Los aceites naturales son un regalo de las plantas para el cuidado de la piel. Tienen gran cantidad de nutrientes naturales: ayudan a estabilizar el metabolismo de las pieles secas y escamosas y aumentan el contenido de lípidos en la dermis, reforzando así las funciones protectoras. También penetran para llegar a las capas más profundas y proporcionar una hidratación completa en toda la piel.

Muchos aceites esenciales contienen las vitaminas de los grupos A y E, encargadas de la regeneración y elasticidad de la piel, lo que convierte a los aceites en grandes aliados contra el envejecimiento prematuro.

Cepillar la piel seca ayuda a eliminar las células muertas de la superficie, estimula el drenaje linfático y ayuda a eliminar las toxinas. Para utilizar adecuadamente esta técnica se puede emplear un cepillo de cerdas vegetales y realizarla antes de la ducha matinal. Haga movimientos circulares sobre cada parte del cuerpo, evitando la cara. Si se cepilla con demasiado vigor puede ser perjudicial para la piel. Además es conveniente dejarla descansar al menos una semana al mes. Comience siempre por los pies, incluyendo las plantas, y vaya suprimiendo por las piernas, la parte frontal del tronco y la espalda, las nalgas y el centro de la espalda.

Cepille sus manos, sus brazos, los hombros y el pecho. Y por último cepille el abdomen con un movimiento circular en el sentido de las agujas del reloj.

En la cara utilice un jabón neutro y una crema limpiadora que ayude a equilibrar la capa ácida de la piel. Después de lavarla utilice un astringente ligero como el agua de rosas o un tónico facial que la refresque y ayude a eliminar los residuos de jabón. Para finalizar, aplique una crema hidratante con un aceite esencial específico para el cuidado de la piel.

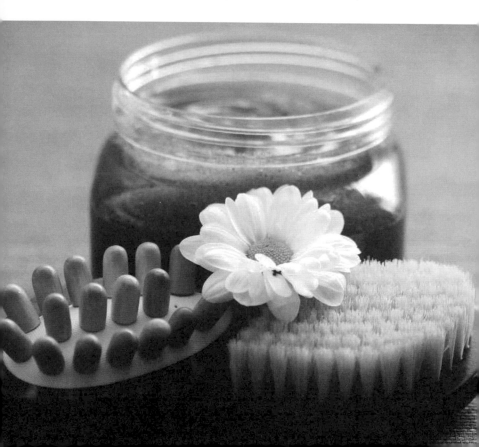

La exfoliación

La exfoliación mejora la textura de la piel, ya que elimina las células muertas de la superficie, que tienden a bloquear los poros: esa es la causa de la mala pigmentación y del típico aspecto deslustrado.

Remoje un puñado de harina de avena y úsela como suave desencrustante. Frote todos los rincones de la cara y el cuello. Aclare con agua tibia. La exfoliación limpia la epidermis a profundidad, lo que, además de los beneficios antes mencionados, permite que la piel aproveche el paso de sustancias que la oxigenan y nutren; puede realizarse 1 ó 2 veces a la semana cuando la piel es grasa, si es normal o seca cada 15 días y en caso que sea sensible lo recomendable es cada 15 ó 30 días (usando productos hipoalergénicos).

- Adolescentes. Durante esta etapa llega a ser común que la epidermis del rostro presente abundancia de sebo, por ello conviene exfoliarla hasta dos veces por semana, pues además de que se controlará el exceso de brillo facial, esta acción prevendrá brotes de acné.

- Adultos. Hay que elegir exfoliantes que contengan alfahidroxiácidos y retinol, ya que son benéficos para combatir las primeras líneas de expresión.

- Adultos maduros. Es recomendable que el producto elegido sea de textura suave, pero debe contener retinol, que actúa contra el envejecimiento de las células e incrementa la producción de colágeno y elastina (fundamentales en la restauración y elasticidad de la epidermis).

También puede emplearse una sauna facial para un tratamiento de limpieza en profundidad en todo tipo de pieles. Eche una o dos gotas del aceite esencial escogido en un bol de agua hirviendo. Cúbrase la cabeza con una toalla e inclínese sobre el bol, de modo que la toalla forme una especie de tienda de campaña para capturar el vapor. Termine lavando su cara con agua fría y aplicándose posteriormente una crema hidratante.

Las mascarillas faciales están pensadas para equilibrar las secreciones de la piel, estimular la circulación e hidratarla. Puede aplicarse una mascarilla a la semana, después de una limpieza o de un baño aromático.

Los aceites faciales deben emplearse con sumo cuidado. Una concentración demasiado alta puede irritar la piel más sensible de la cara. Hay tres formas de aplicar los aceites en los tratamientos faciales:

• Aplicar una fina capa inmediatamente después del baño o la ducha, mientras la piel conserva la calidez y humedad. No hay que retirar ningún exceso hasta pasados unos 20 min, ya que los aceites necesitan un tiempo para ser absorbidos.

• Aplíquelo media hora después de una mascarilla o una sauna facial. La piel necesita tiempo para asentarse después de esos tratamientos, para absorberlos de manera más eficiente.

• Aplíquelo poco antes de salir a dar un paseo. La combinación del oxígeno y los aceites esenciales es un magnífico rejuvenecedor facial.

• Los aceites pueden aplicarse a diario, o al menos una vez a la semana. También pueden vehicularse con una buena crema hidratante. Incorpore dos o tres gotas de aceite esencial por cada 50 g de crema, o 1 o 2 gotas por cada 25 ml de loción, y agítese bien.

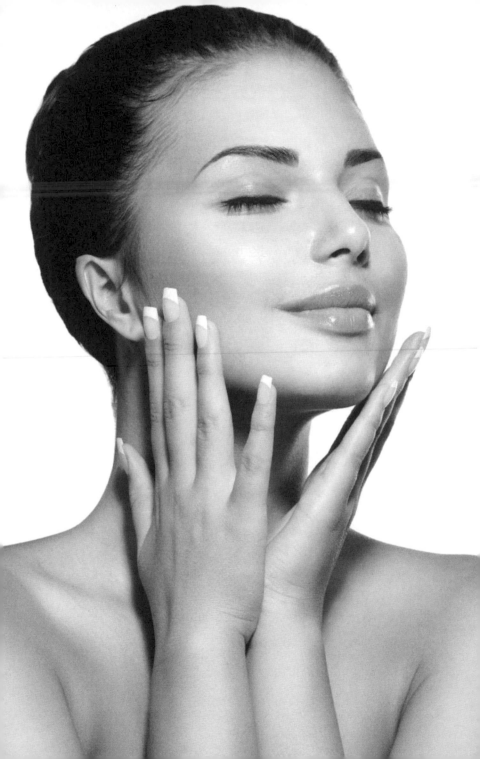

El masaje aromaterapéutico

El masaje ayuda a eliminar los deshechos tóxicos, que a menudo son la causa de los dolores musculares y de otros tipos, estimulando la sangre y el drenaje linfático. Esto aumenta el oxígeno en las zonas más afectadas, y al mismo tiempo elimina los deshechos tóxicos estancados, como los ácidos lácticos y los carbónicos que se intalan en las fibras musculares.

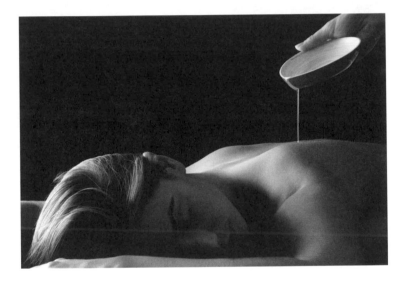

Cuando la musculatura empieza a relajarse se liberan las emociones reprimidas. Hay personas que sienten deseos de llorar, otros tienen sensación de ligereza en la cabeza, y algunos caen en un sueño profundo.

La persona que da un masaje debe sintonizar con las necesidades de la otra persona, permitiendo que sus manos se muevan libremente hacia cualquier punto dolorido de su cuerpo. Se puede entrenar esta sensibilidad con la meditación, la relajación profunda y las sintonizaciones con la naturaleza. Todo ello ayudará a perfeccionar las destrezas como masajista.

La persona que recibe el masaje necesita aprenderlo a recibirlo gentilmente, es decir, poniendo su confianza y en el otro y abriéndose a la experiencia. Cierre los ojos y respire profundamente. Focalice su atención en el tacto, disfrute la sensación y deje ir su cuerpo, pesado y suelto.

Cuando no hay que dar un masaje

- Hay que evitar el masaje o la presión en áreas donde haya un bulto o un tumor, y en las zonas inmediatamente circundantes.
- No hay que dar un masaje sobre áreas de la piel donde e observen lesiones o úlceras.
- Evitar dar un masaje en las áreas de la piel que estén agrietadas como resultado de alguna lesión o enfermedad.
- No hay que dar masaje en las áreas que tienen quemaduras o escaldaduras.
- No hay que dar masaje a pacientes con graves trastorno cardiovasculares o renales.
- Evitar el masaje en los pacientes que muestran trastornos psicóticos o cualquier otra evidencia de enfermedad mental.
- Cuando se da un masaje a uno mismo a otra persona, hay que recordar, como regla general, que sea cual la técnica de usada, se debe aplicar la presión durante dos o tres minutos en cada punto.
- Evitar los masajes en casos de fiebre, huesos rotos o ligamentos lesionados.

Cuando escoja un aceite de masaje, trate de deducir las necesidades de la otra persona, tomando como referencia la tabla terapéutica que le muestro a continuación:

Problema	Aceite esencial	Método de aplicación
Celulitis	Enebro, ciprés, romero, lavanda	Baño, masaje
Sabañones	Lavanda, limón	Masaje, baño, pomada
Mala circulación	Enebro, ciprés, jengibre, lavanda	Masaje, baño
Presión alta	Lavanda, ylang-ylang	Baño, masaje, perfumes
Estreñimiento	Rosa, romero, mejorana, hinojo	Baños, masaje
Síndrome premenstrual	Geranio, enebro, ciprés, manzanilla	Masaje, baños, perfumes
Contusiones	Hinojo, mejorana	Compresas frías
Quemaduras	Lavanda	Compresas
Torceduras	Eucalipto, lavanda, romero	Compresas frías
Picaduras insectos	Lavanda, árbol del té	Aplicar directamente
Heridas, cortes	Lavanda, árbol del té	Aplicar directamente
Gingivitis	Árbol del té, mirra, ciprés	Enjuagues bucales
Llagas bucales	Árbol del té, mirra	Enjuagues bucales

Problema	Aceite esencial	Método de aplicación
Caspa	Manzanilla, romero, lavanda	Masaje
Piojos	Lavanda, romero, árbol del té	Aceite capilar
Músculos doloridos	Lavanda, eucalipto, romero, enebro	Baño, masaje, compresas
Artritis	Manzanilla, ciprés, jengibre, limón	Baños, masaje
Refriados, gripe	Enebro, eucalipto, árbol del té	Baños, inhalaciones, masaje
Catarro	Lavanda, mirra, sándalo	Baño, masaje
Acné	Manzanilla, enebro, lavanda	Tónicos faciales
Pie de atleta	Árbol del té, lavanda, limón	Aplicar directamente
Sarna	Menta, lavanda, romero	Pomada, baños
Tiña	Árbol del té, geranio	Pomada
Eczema	Manzanilla, lavanda	Baño y masaje
Eczema ocular	Enebro	Pomada
Ansiedad	Bergamota, manzanilla, ciprés	Baño y masaje

Problema	Aceite esencial	Método de aplicación
Depresión	Bergamota, manzanilla, limón	Baño y masaje
Insomnio	Manzanilla, lavanda	Baño y masaje
Dolor de cabeza	Manzanilla, lavanda, rosa	Masajes

Masaje en la espalda

Para realizar un masaje con aromaterapia en la espalda es preciso que la persona que vaya a someterse al masaje se acueste boca abajo. Con los dedos pulgares el masajista hace movimientos hacia arriba, hacia abajo y hacia los hombros, empleando una crema vehiculada con un aceite esencial.

A continuación doblar el brazo hacia la espalda y masajear el borde del omoplato de arriba hacia abajo, usando cuatro dedos y muy suavemente. Luego amasar ambos lados de la columna vertebral desde el cuello al sacro, de forma muy lenta y profunda a la vez, para aflojar la tensión cargada en los músculos.

Ahora es el momento de emplear los puños deslizándolos a los costados de la columna desde el cuello al sacro, donde se separan las manos para los lados y luego se suben formando ondas por toda la espalda hasta llegar al hombro y se deslizan sobre el cuello para volver a empezar.

A continuación se hace el mismo masaje pero se apoya la palma de la mano desde los hombros hasta la cadera, deslizando toda la mano por la espalda, por los lados y volver a la posición inicial.

Finalmente se deslizan las manos en el cuello, sobre los hombros y se bajan masajeando los brazos hasta llegar a las manos.

Masaje en la cara y la cabeza

Los dolores de cabeza más comunes son dolores por tensión vascular y muscular. Los dolores de cabeza vasculares, como resultado de la inflamación y constricción de los vasos sanguíneos, suelen ir acompañados de sensación pulsátil o palpitante. Los dolores de cabeza, causados por músculos tensos, causan un dolor sordo constante, a menudo en ambos lados de la cabeza. Ambos tipos de dolores de cabeza pueden durar horas o días. Un buen masaje puede aliviar los dos tipos y le puede ayudar a relajar los músculos tensos, haciendo que se ponga menos presión sobre los nervios y los vasos sanguíneos que lo abastecen. En este caso, se puede emplear una loción que contenga un aceite esencial de manzanilla o rosa. También pueden emplearse compresas frías que se pueden aplicar directamente sobre las sienes.

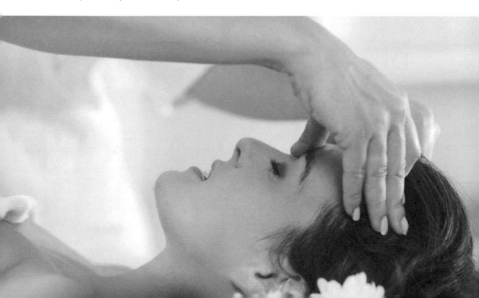

En este caso, uno mismo puede hacerse un masaje para aliviar el molesto dolor de cabeza que le está atenazando

• Coloque los pulgares a cada lado del puente de la nariz en la base donde se une con la frente. Apriete el puente de la nariz, empujando los dedos pulgares hacia dentro. Aplique presión firme siempre sin causar dolor. Mantenga esa presión durante diez segundos y luego suéltelo y repítalo de tres a cinco veces.

• Mantenga los pulgares en el mismo lugar, en el puente de la nariz, pero girándolos hasta llegar a la frente. Presione hacia arriba, aguantando diez segundos, suéltelos y repita la operación varias veces.

• Masajee debajo de las cejas: Use el dedo índice y pulgar de cada mano para pellizcar la piel justo debajo de las cejas, comenzando cerca del puente de la nariz.

Tire suavemente la piel lejos de la cara y manténgala firmemente unos segundos antes de soltarla. Mueva los dedos hacia el borde externo de la ceja y repita el pellizco. Mueva y repita nuevamente si es necesario para cubrir toda el área debajo de las cejas.

Drenaje linfático con aromaterapia

Los vasos linfáticos son los conductos por donde circula la linfa y son muy similares a las venas ya que están formados por tejido conjuntivo y unas válvulas en las paredes que evitan el retroceso de la linfa.

Los vasos linfáticos, según van penetrando en los tejidos corporales, se van haciendo cada vez más pequeños y más finos hasta convertirse en capilares linfáticos. Aquí es donde se recogen las sustancias que no pueden ir por la sangre debido a que su tamaño les impide atravesar la pared del vaso sanguíneo siendo transportadas a través de los vasos linfáticos que se van haciendo cada vez más grandes según se van acercando al final del trayecto.

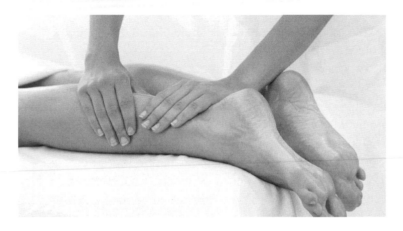

El drenaje linfático se realiza con aceites esenciales de hinojo, romero, geranio y enebro. Es un tipo de masaje muy suave, cuya misión es movilizar los líquidos estancados y retenidos. Tiene una acción sedante y aporta sensación de ligereza, reduciendo la inflamación y el dolor en las zonas de mayor acumulación. Contribuye a activar el sistema inmunitario y por lo tanto las defensas del organismo.

Muy indicado en casos de:

- Celulitis
- Piernas cansadas
- Edemas
- Problemas de circulación y de piel (acné, arrugas, bolsas bajo los ojos, etc.)

Inhalaciones

Las inhalaciones se usan en aromaterapia en los casos de resfriados, gripe, sinusitis, tos y tratamientos faciales. El método más común es añadir entre 5 y 6 gotas del aceite esencial en cuestión en un pañuelo e inhalar cuando sea necesario. También puede salpicarse la almohada con algunas gotas antes de ir a dormir.

Una alternativa consiste en verter medio litro de agua a punto de hervir en un bol y añadir entre dos y cuatro gotas de aceite esencial. La cantidad dependerá de la intensidad de la esencia: la menta, por ejemplo, es muy fuerte, pero el sándalo resulta mucho más tenue. Inhalar entre cinco y diez minutos. Para atrapar mejor el vapor aromático, cubrir la cabeza y el bol con una toalla. En casos de asma, es desaconsejable las inhalaciones de vapor, ya que, al ser concentrado, podría provocar efectos adversos. En cambio, las inhalaciones son útiles para otros problemas respiratorios, como los resfriados o las gripes.

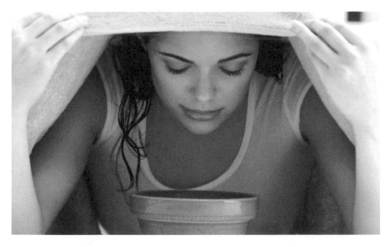

Compresas

Las compresas son muy útiles para todas aquellas afecciones que no deben ser masajeadas, como dolores musculares (lumbagos), hernias de disco, dolores menstruales.
Pueden usarse compresas frías o calientes, dependiendo la necesidad.

- En caso de compresas calientes:

  - 1 litro de agua caliente
  - 10 o 15 gotas de aceite esencial.
  - Insertar la toalla. Dejarla reposar por un momento y luego escurrir.
  - Aplicarla sobre la zona deseada.
  - Cuando la compresa pierda el calor repetir el procedimiento.

- En caso de compresas frías:

  - Para la aplicación de éstas lo único que difiere del proceso anterior es que el agua deberá estar muy fría.
  - Su uso se recomienda en problemas de hematomas, articulaciones y quemaduras.

Perfumar una habitación

La mejor forma de perfumar una habitación es con un quemador de esencias naturales. También pueden verterse una o dos gotas en una bola de algodón y dejarla sobre un radiador.

Otro truco consiste en poner una o dos gotas sobre una bombilla pequeña, de modo que el aceite se evapore lentamente con el calor de la bombilla. Es conveniente realizar esta operación con la bombilla fría, antes de encender la luz. Se puede pulverizar el aceite por toda la casa con un atomizador o un rociador de plantas. Para ello basta con añadir 5 gotas en 145 ml de agua y agitar bien antes de usarlo. El efecto, sin embargo, es menos duradero que otros métodos.

Las esencias más resistentes a las bacterias son el pino, el tomillo, la menta, la lavanda, el limón, el romero, el clavo, la canela, el eucalipto y el árbol del té. Los aceites de eucalipto y del árbol del té también tienen propiedades antivirales y su uso se recomienda cuando un miembro del hogar tiene la gripe.

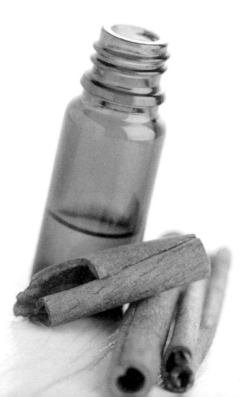

Perfumes

Hacer perfume con aceites esenciales es muy fácil. Cada persona puede tener su propio perfume o fragancia. Hoy en día hay muchos perfumes en el mercado, pero la mayoría están hechos de aceites sintéticos. Hacerlo uno mismo tiene la ventaja que no hay que preocuparse por los compuestos químicos ni por los conservantes que pueden dañar la piel o incluso peor, provocar una reacción alérgica.

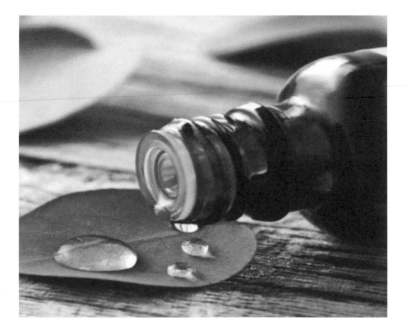

- Use una botella oscura y añada el aceite de jojoba primero.

- Añada los aceites esenciales empezando con la nota base, la nota media y la nota alta, oliendo a medida que se echan.

- Añadir 75ml de alcohol y agitar durante varios minutos. Luego dejar que se asienten durante 48 horas (o hasta 6 semanas. Cuanto más tiempo esté asentándose, más fuerte olerá).

- Depositar en una botella oscura.

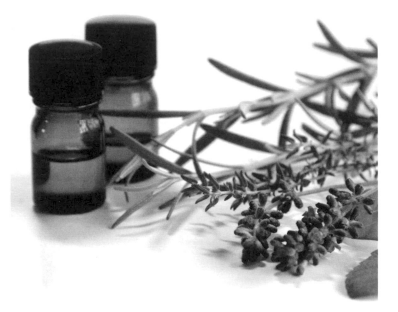

Estas son las pautas para cada esencia de los aceites esenciales:

❏ **Esencias terrestres:** pachuli, vetiver.

❏ **Esencias florales:** geranio, jazmín, nerolí, rosa, ylang-ylang.

❏ **Esencias frutales:** bergamota, pomelo, limón, lima, mandarina, naranja, citronella.

❏ **Esencias de hierbas:** angélica, albahaca, camomila, clary sage, lavanda, menta, romero.

❏ **Esencias de especias:** pimienta negra, cardamomo, canela, clavo, cilantro, jengibre, enebro, nuez moscada y almizcle.

❏ **Esencias de madera:** cedro, ciprés, pino y sándalo.

5. Malestares comunes

Las distintas variedades de aceites esenciales permiten que estos productos sirvan para aliviar dolores de todo tipo.

Sistema respiratorio

Las afecciones respiratorias pueden afectar las membranas mucosas, los conductos nasales, la laringe, la tráquea, la faringe o los pulmones. Cuando el cuerpo se debilita, el sistema inmune desfallece y la persona se hace más vulnerable a las bacterias y virus son transportados por el aire.

Asma

Los síntomas asmáticos incluyen dificultad para respirar, tirantez en el pecho, silbidos y tos ocasionada por el moco excesivo. Las causas posibles son las alergias: al polen, la piel de los animales, los hongos y los productos lácteos.

Se recomiendan los aceites esenciales de salvia, ciprés e incienso.

❏ **La salvia:** tiene una cualidad eufórica, levanta el ánimo y fortalece las defensas.

❏ **El ciprés:** relaja los espasmos bronquiales y alivia la tos asociada con el asma.

❏ **El incienso:** tiene un efecto pronunciado en las mucosas y resulta muy útil para limpiar los pulmones. Calma las emociones y alivia la insuficiencia respiratoria.

Bronquitis

La bronquitis es la inflamación de los conductos bronquiales, las vías respiratorias que llevan oxígeno hacia los pulmones. La bronquitis puede ser de corta duración (aguda) o crónica, es decir, que dura por mucho tiempo y a menudo reaparece. La bronquitis aguda generalmente comienza como una infección respiratoria viral que afecta la nariz, los senos paranasales y la garganta, y luego se propaga hacia los pulmones causando tos con mucosidad, dificultad para respirar, jadeo y presión en el pecho.

La bronquitis crónica es un tipo de EPOC (enfermedad pulmonar obstructiva crónica). Los bronquios inflamados generan una secreción mucosa abundante. Esto produce tos y dificulta la entrada y la salida de aire de los pulmones. El fumar cigarrillos es la causa más común. Respirar otro tipo de humo y polvo por un período prolongado también puede causar bronquitis crónica. El tratamiento ayudará con los síntomas, pero la bronquitis crónica es una enfermedad a largo plazo que reaparece y nunca desaparece completamente.

Los aceites esenciales recomendados para esta enfermedad son:

❏ **El cayeput:** un antiséptico excelente para el sistema respiratorio, muy benéfico para todo tipo de infecciones y para la irritación de los bronquios. El cayeput aumenta la sudoración, lo cual minimiza las fiebres y elimina las toxinas generadas.

❏ **El sándalo:** es un aceite esencial muy útil para infecciones de pecho, dolor de garganta, tos seca y todo tipo de infecciones pulmonares. Favorece el sueño y estimula el sistema inmunológico.

Sinusitis

Se trata de una infección de las cavidades de los senos paranasales, que da como resultado congestión, dolor alrededor de los ojos y dolores de cabeza. Las causas que normalmente se le atribuyen son el estrés, las alergias y la contaminación del aire. Los aceites esenciales recomendados son:

❏ **La siempreviva:** Equilibra el sistema respiratorios, calma los estados febriles, la tos y la sinusitis. Estimula el sistema inmunológico y elimina la mucosidad de los pulmones.

❏ **El limón:** Alivia los dolores de cabeza y las migrañas. Estimula los glóbulos blancos y ayuda a combatir todo tipo de infecciones.

❏ **El arrayán:** Tiene un efecto purificador, ya tiene numerosas cualidades sedativas.

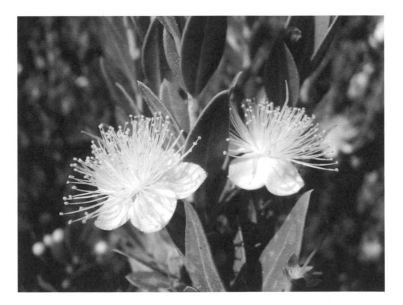

Sistema circulatorio

El aparato circulatorio tiene varias funciones: sirve para llevar los alimentos y el oxígeno a las células, y para recoger los desechos metabólicos que se han de eliminar después por los riñones, en la orina, y por el aire exhalado en los pulmones, rico en dióxido de carbono (CO_2). De toda esta labor se encarga la sangre, que está circulando constantemente. Además, el aparato circulatorio tiene otras destacadas funciones: interviene en las defensas del organismo, regula la temperatura corporal, transporta hormonas, etc.

Hipertensión arterial

La presión arterial es una medición de la fuerza ejercida contra las paredes de las arterias, a medida que el corazón bombea sangre a través del cuerpo. Cuando la presión arterial es alta se denomina hipertensión.

Con el fin de reducir la tensión arterial se pueden emplear los siguientes aceites esenciales:

❏ **La bergamota:** Tiene un carácter sedante, por lo que resulta excelente para los casos de ansiedad, depresión y tensión nerviosa.

❏ **El nerolí:** Es hipnótico y eufórico, y calma los estados emocionales y alivia la ansiedad, la depresión y el estrés crónico.

❏ **El ylang-ylang:** Sirve para cualquier tipo de padecimiento nervioso, puesto que regula el flujo de adrenalina y relaja el sistema nervioso. Disminuye los sentimientos de pánico, ansiedad y miedo.

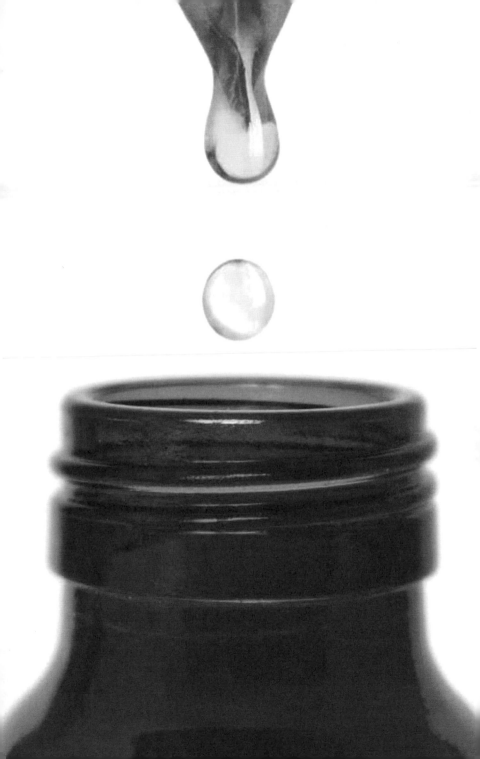

Celulitis

La celulitis es una patología que afecta el tejido celular que se encuentra por debajo de la piel, el cual incluye los adipositos y la microcirculación arterial, venosa y linfática. Al comienzo produce alteraciones circulatorias, que luego provocan modificaciones en la estructura de la piel.

En el tratamiento de la celulitis se pueden emplear los siguientes aceites esenciales:

❏ **Toronja:** Es un estimulante linfático que ayuda a eliminar agua y residuos tóxicos de los sistemas corporales.

❏ **Enebro:** Tiene magníficas cualidades desintoxicantes, purifica el cuerpo de toxinas, especialmente ante los abusos del alcohol o de comidas grasas.

❏ **Tomillo rojo:** Es muy bueno para la circulación y para la eliminación del ácido úrico.

Retención de líquidos

El edema, conocido popularmente como retención de líquidos, es un aumento en el volumen del líquido intersticial, es decir, una acumulación excesiva de líquidos en los tejidos. Sus causas son variadas, entre ellas, problemas circulatorios, insuficiencia cardiaca congestiva, enfermedades renales o hepáticas.

❏ **La semilla de zanahoria:** Purifica el cuerpo, especialmente por su acción desintoxicante sobre el hígado.

❏ **El geranio:** Posee un efecto estimulante sobre el sistema linfático, que se deshace de los productos residuales y el agua.

❑ **La naranja dulce:** Es un estimulante linfático que ayuda a reducir los deshechos tóxicos.

Sistema digestivo

La salud depende en buena medida del sistema digestivo, que es quien proporciona nutrientes al cuerpo. Este sistema se inicia en la boca y finaliza en el ano. Sus principales funciones son: llevar los alimentos a través de la digestión; transportar la comida a través del tracto digestivo; descomponer la comida mediante procesos químicos y mecánicos; absorber los nutrientes en el flujo sanguíneo y eliminar las sustancias no digeribles.

Síndrome del intestino irritable

Es un trastorno intestinal que se define por la presencia de dolor abdominal y cambios en el hábito defecatorio que aparecen sin alteraciones demostrables por ninguno de los métodos diagnósticos actuales.

❑ **La mejorana:** Tiene un efecto calmante, alivia retortijones, la indigestión, el estreñimiento y las flatulencias.

❑ **La pimienta negra:** Su efecto es fortificante, ya que expulsa los gases y disminuye las náuseas.

❑ **La menta:** Beneficia todo tipo de padecimientos relacionados con el sistema digestivo. Tiene una acción benéfica sobre el estómago, el hígado y los intestinos.

Indigestión

La indigestión abarca una variedad de síntomas muy amplio: comer muy rápido, alimentos muy condimentados o con mucha grasa, etc.

❏ **La hoja de canela:** Calma los espasmos del tracto digestivo, la indigestión, la diarrea, la colitis, el vómito y las náuseas.

❏ **El cilantro:** Tiene un efecto calmante sobre el estómago, alivia los gases y los retortijones.

❏ **La naranja amarga:** Tiene una acción calmante, ayuda a estimular la bilis y contribuye a una buena digestión.

Sistema inmunológico

El sistema inmunológico está formado por las células, las moléculas y los órganos que actúan en conjunto para defender el cuerpo humano contra agentes extraños que pueden causar enfermedades como bacterias, virus o hongos.

La salud del cuerpo depende de la habilidad del sistema inmunológico para reconocer y destruir los microorganismos invasores.

Candidiasis

La candidiasis suele ser una enfermedad de fácil contagio, ya que es transmisible por contacto sexual, a través de las manos u objetos diversos. También se ha observado transmisión vertical, es decir, que pasa de madres a hijos, si durante el parto la madre sufre candidiasis genital. Además, lesiona rápidamente las células y los tejidos que invade.

Los aceites esenciales recomendados son:

❏ **La bergamota:** Es un antiséptico muy efectivo que combate la infección y la inflamación. Estimula la mente y ayuda a paliar la depresión.

❏ **El eucalipto:** Tiene propiedades bactericidas y antiinflamatorias que lo hacen muy poderoso.

❏ **El árbol del té:** Posee propiedades fungicidas que ayudan a limpiar las aftas vaginales y es valioso para tratar todo tipo de infecciones genitales.

Tos y resfriados

Los resfriados se ocasionan por la propagación de virus infecciosos. Los síntomas más habituales son: dolor de cabeza, nariz obstruida, dolor de garganta, etc. Normalmente sucede cuando el sistema inmunológico se ha debilitado debido al exceso de trabajo o el estrés.

❏ **El benjuí:** Ayuda en los problemas respiratorios. Es un excelente tónico para los pulmones y posee una acción benéfica sobre la tos, los resfriados y el dolor de garganta.

❏ **La menta:** Alivia los estados de fatiga con sus propiedades refrescantes. Tiene una acción doble: refresca en los momentos de calor y hace entrar en calor cuando hace frío. Detiene la mucosidad y la fiebre y favorece la sudoración. Es un poderoso descongestionante.

Bibliografía

Bardey, Catherine, *Elaboración de jabones y aromas*, Ed. Koneman.

Baudoux, Dominique, *Aromaterapia, el arte de curar con aceites esenciales*, Ed. Amyris.

Baudoux, Dominique, *Guía práctica de aromaterapia familiar y científica*, Ed. Amyris

Brigo, Bruno, *La aromaterapia de la A a la Z*, Ed. Naturaleza y salud.

Keville, Kathi, *Aromaterapia. Guía práctica*, Ed. Obelisco.

Lawless, Julia, *Aceites esenciales para la aromaterapia*, Ed. Tikal.

Salomone, Pablo, *Aromaterapia, manual práctico y clínico*, Ed. Continente.

Sanz Bascuñana, Enrique, *Aromaterapia*, Ed. Obelisco.

Sellar, Wanda, *Guía de aceites esenciales*, Ed. Vida Natural.

Tisserand, Robert, *El arte de la aromaterapia*, Ed. Paidós.

En la misma colección

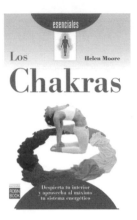

LOS CHAKRAS
Helen Moore
Despierta tu interior y aprovecha al máximo tu sistema energético.

Los Chakras son siete centros energéticos situados en el cuerpo humano. Su conocimiento nos llega a través de la cultura tibetana forjada a través de la experiencia personal de los maestros de Shidda Yoga. La energía del cosmos atraviesa nuestro cuerpo trabajando en esa red de centros energéticos sutiles. Los chakras captan esa energía del ser humano y la hacen circular hacia el macrocosmos. Los chakras nos conectan con nuestro mundo espiritual y de su equilibrio depende en buena medida nuestra salud. De nuestra capacidad para leer las señales de estos centros de energía y rectificar o corregir su trayectoria dependerá que podamos evitar determinados trastornos.

PNL
Clara Redford
Una guía práctica y sencilla para iniciarse en la programación neuroligüística

Con este libro descubrirá las técnicas básicas para comprender y practicar la programación neurolingüística en la vida diaria. La PNL es un método eficaz que trabaja el lenguaje para influir en los procesos cerebrales y una poderosa arma para realizar cambios en la vida, ya que gracias a este método cualquier persona puede desarrollar todas y cada una de las capacidades ocultas. Este libro es una guía práctica para realizar una serie de ejercicios que le servirán para (re)conocerse y poder cambiar así modelos de conducta mental y emocional por otros que le darán una mayor armonía y equilibrio.

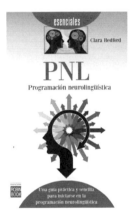

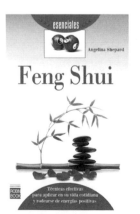

FENG SHUI
Angelina Shepard
Técnicas efectivas para aplicar en su vida cotidiana y rodearse de energías positivas

Feng Shui es una antigua ciencia desarrollada en China que revela cómo equilibrar las energías de un espacio para asegurar la salud y la buena fortuna de las personas que lo habitan. Este libro es una extraordinaria introducción muy práctica y sencilla a las formas de ubicación del Feng Shui. Aprenda a descubrir las técnicas de purificación para transformar su hogar en un espacio sagrado y distribuir los diferentes elementos de la casa para alcanzar el máximo bienestar.

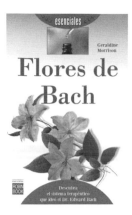

FLORES DE BACH
Geraldine Morrison

¿Sabía que los desequilibrios emocionales pueden tratarse con esencias florales? Son las llamadas Flores de Bach, un conjunto de 38 preparados artesanales elaborados a partir de la decocción o maceración de flores maduras de distintas especies vegetales silvestres. En efecto, emociones y sentimientos como la soledad, la timidez, la angustia, la intolerancia o el miedo pueden combatirse cuando perturban nuestro ritmo diario y trastocan nuestro equilibrio. Este libro reúne los conceptos fundamentales del sistema terapéutico ideado por Edward Bach con la finalidad de que cualquier persona pueda recuperar la armonía del cuerpo y de la mente a favor de un mayor bienestar.

PILATES
Sarah Woodward

Experimenta un nuevo estilo de vida y una nueva manera de pensar con el método Pilates, sin duda algo más que una serie de ejercicios físicos. Tal y como lo define su creador, Joseph Pilates, «es la ciencia y el arte de desarrollar la mente, el cuerpo y el espíritu de una manera coordinada a través de movimientos naturales bajo el estricto control de la voluntad». El método Pilates propone otra forma de realizar el trabajo muscular, dando un mayor protagonismo a la resistencia, la flexibilidad y el control postural. La mayoría de ejercicios se realizan mediante una serie de movimientos suaves y lentos que se consiguen a través del control de la respiración y la correcta alineación del cuerpo.

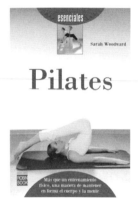

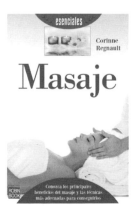

MASAJE
Corinne Regnault

Entre otros beneficios, el masaje facilita la eliminación de toxinas, activa la circulación sanguínea y linfática y mejora el aporte de oxígeno a los tejidos. También es útil para aliviar el estrés y estados de ánimo negativos, pues estimula la producción orgánica de endorfinas. Es, posiblemente, una de las herramientas terapéuticas más antiguas que ha empleado el ser humano para tratar estados de dolor. Y tradicionalmente se ha utilizado para aliviar o hacer desaparecer las contracturas y la tensión muscular. Este libro es un manual de uso básico que repasa los principales métodos utilizados para realizar un buen masaje y explica de manera muy práctica los pasos a seguir para realizarlo.

Colección Esenciales:

Los puntos que curan - *Susan Wei*

Los chakras - *Helen Moore*

Grafología - *Helena Galiana*

El yoga curativo - *Iris White y Roger Colson*

Medicina china práctica - *Susan Wei*

Reiki - *Rose Neuman*

Mandalas - *Peter Redlock*

Kundalini yoga - *Ranjiv Nell*

Curación con la energía - *Nicole Looper*

Reflexología - *Kay Birdwhistle*

El poder curativo de los colores - *Alan Sloan*

Tantra - *Fei Wang*

Tai Chi - *Zhang Yutang*

PNL - *Clara Redford*

Ho' oponopono - *Inhoa Makani*

Feng Shui - *Angelina Shepard*

Flores de Bach - *Geraldine Morrison*

Pilates - *Sarah Woodward*

Masaje - *Corinne Regnault*

Relajación - *Lucile Favre*

Ayurveda - *Thérèse Bernard*